U0366845

近视防治那些事

柯碧莲 倪冰冰 **主编**

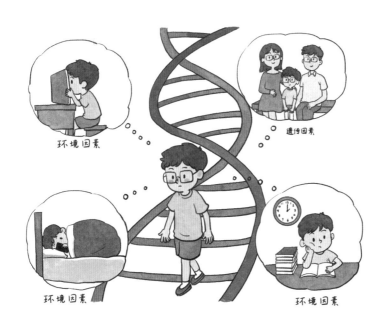

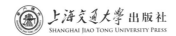

上海交通大学 出版社
SHANGHAI JIAO TONG UNIVERSITY PRESS

内容提要

　　本书首先简要介绍了眼球的光学结构、发育特点、近视的形成原理和危险因素,让读者认识近视、了解近视。其次,对家长和孩子在平时遇到的用眼问题及导致近视的不良生活习惯进行了详尽分析,并给出相应的解决对策,以期帮助孩子达到"预防近视,控制近视"的目的。本书在写作风格和呈现形式上,或配以图片,或辅以实例,使相对较为专业的眼科知识变得通俗易懂。本书是一部具有较强可读性和实用性的近视防治科普读物,可供关心孩子视力健康的家长阅读参考。

图书在版编目(CIP)数据

　　近视防治那些事/柯碧莲,倪冰冰主编. —上海:
上海交通大学出版社,2025.1. —ISBN 978 - 7 - 313 - 31282
- 2

　　Ⅰ. R778.1

　　中国国家版本馆 CIP 数据核字第 2024MH0457 号

近视防治那些事
JINSHI FANGZHI NAXIESHI

主　　编:柯碧莲　倪冰冰
出版发行:上海交通大学出版社　　　　　　地　　址:上海市番禺路 951 号
邮政编码:200030　　　　　　　　　　　　电　　话:021 - 64071208
印　　制:上海景条印刷有限公司　　　　　经　　销:全国新华书店
开　　本:710mm×1000mm　1/16　　　　　印　　张:12.75
字　　数:194 千字
版　　次:2025 年 1 月第 1 版　　　　　　　印　　次:2025 年 1 月第 1 次印刷
书　　号:ISBN 978 - 7 - 313 - 31282 - 2
定　　价:58.00 元

版权所有　侵权必究
告读者:如发现本书有印装质量问题请与印刷厂质量科联系
联系电话:021 - 59815621

编 委 会

主　编：柯碧莲　倪冰冰

编　委：（按姓氏笔画排序）

　　　　王雪彤　刘　昕　刘　璐　刘明明

　　　　刘钰莹　吴　越　吴一想　钱文哲

眼健康是国民健康的重要组成部分。《"十四五"全国眼健康规划》提出,要为人民群众提供覆盖全生命周期的眼健康服务。当前,我国仍是世界上盲和视觉损伤患者最多的国家之一,其中儿童青少年近视问题尤为突出,成为家庭、学校和社会共同关注的焦点。《近视防治那些事》对接国家眼健康战略,通过清晰的逻辑和实用的建议,为读者绘就了从眼健康认知到行为干预的全景蓝图,是一部解读眼健康科学的佳作。

《近视防治那些事》从眼睛的结构讲起,将眼睛比喻为一架精密无比的"活体照相机",让读者更易于理解。书中阐述了近视形成过程中遗传与环境因素相互作用的复杂关系,对读者关心的科学问题进行了解答;对0~18岁年龄段儿童青少年的视觉发育、用眼特点以及防控要点进行分析,辅以细致的用眼建议、科学指导和治疗推荐。《近视防治那些事》指出了家庭用眼氛围、教学中的用眼保护,以及户外活动的重要性,强调了近视防治是一场需要多方协作的长期战役。

柯碧莲教授深耕于眼科领域,长期关注儿童青少年近视防治工作,在近视防治方面具有深厚的专业知识和丰富的临床经验。倪冰冰教授是人工智能和计算机视觉专家,他从全新的科学视角为读者提供了近视预警和防控的高科技策略。

近视防治不只是一个医学问题,更是一项需要全社会参与,政府、家庭、学校和医院等共同努力解决的社会问题。期望《近视防治那些事》可以为广大读者普及眼科知识,提升全民眼健康素养,持续提高公众近视防治知识的储备,使近视防治得到社会更广泛的关心和支持,为建设"健康中国"贡献新的力量。

中国工程院院士

上海交通大学副校长

上海交通大学医学院院长

2024 年 12 月

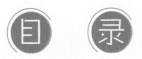

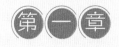

第一章

0 岁前：给新手爸妈的扫盲式介绍

第一节 近视是什么

Q · 近视是一种病吗？

A
· 近视是看近清楚但看远不清楚的眼部疾病。
· 中国青少年近视形势严峻，近视和高度近视患病率逐年上升，防控需求迫切。

近视是什么？

顾名思义，近视就是看近清楚而看远不清楚。人眼就像一台精密无比的"照相机"，通过一组透镜，将色彩缤纷的世界聚焦在底片——视网膜上。从眼的结构角度来看，近视是由于各种原因导致眼轴变得太长的一种疾病，远处的物体成像在视网膜的前方，因此，我们就只能看到模糊不清的影像。

近视是一种病吗？

是的，近视是屈光不正的一种类型，只是不知从何时起，我们已经习惯与近视共存，以至于忘记了近视是一种眼部疾病。近视分为屈光性近视和轴性近视两种，前者常常是由于角膜、晶状体等过度折射导致的；而后者常常是由于眼球的前后径变长导致的。轴性近视也是最常见的近视类型。

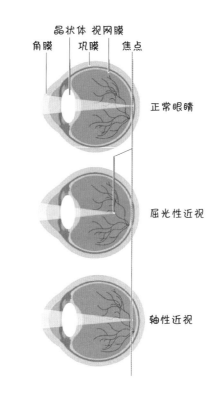

晶状体 视网膜
角膜 巩膜 焦点

正常眼睛

屈光性近视

轴性近视

第二节　我们的眼睛是一个"照相机"

 Q • 眼睛的结构是什么样的？为什么说它是一台"照相机"呢？

A • 光线从前到后，依次通过角膜、晶状体、瞳孔、玻璃体，最后到达视网膜。视网膜外还有脉络膜和巩膜。
• 人类眼睛总体来说是个精密无比的"照相机"，但也有几个设计上的小"缺点"。

眼睛，是我们的"心灵之窗"和"信息之门"。

眼睛的本领超级大，能同时处理约150万个信息。眼睛也是人类感觉器官中最重要的器官，人脑通过眼睛可获取大约80%的外部信息。

那么，人是怎么通过眼睛"看"的呢？

首先我们看一下眼睛的结构：

角膜在眼球的最前面，它透明清澈，是光线入眼的第一个窗户。

晶状体好比相机的"镜头"，通过睫状肌的收缩和放松来调节"镜头"的厚度和弧度，进而影响"相机"看远、看近的变焦能力，最终达到看远、看近都清晰的目的。

虹膜和瞳孔构成相机的"光圈"，可以调节进入眼内光线的数量，就像拍照时调节相机的曝光度一样，随着光线的强弱能自动地缩小或放大，从而可以更好地观察事物，也能防止眼睛被强光照射而受伤。

玻璃体是眼球内一种像果冻质地的填充物，用来维持眼球饱满充盈的形状。

光线从前到后，依次要通过角膜、晶状体、瞳孔、玻璃体，才能到达**视网膜**上。视网膜接受光线刺激而成像，相当于照相机的"胶卷底片"，然后通过视神经传递给大脑，这样我们就可以感受这个缤纷多彩的世界了。

眼球壁中，**脉络膜**富含色素，具有遮光作用，所以脉络膜相当于"暗箱"。而**巩膜**质地坚韧，能很好地维持眼球的形状，所以巩膜相当于相机的"外壳"。

虽然眼睛在拍照距离和远红外摄像方面比不过高级相机，但它远比照相机复杂且功能强大：眼睛能够全时自动、实时、快速对焦；从极亮的地方进入极暗的地方，光圈全自动放大，大光圈无噪点；大角度镜头平衡防震，在随头部运动的情况下，两只眼球以较大范围扫动获取图像；双眼自动融合功能，具备强大的立体测距功能；还能够自动白平衡。

此外，人眼这架"照相机"是嵌入式设计，在全球各地甚至太空都能使用，"携带"极其方便；它还极为省电，生物电流供电，自动刷性眼皮式镜头盖，全时自动清洁润滑。它还具有交互功能，迷人的眼睛可以暗送秋波，还能作为界面实时传达一个人的情绪。

第三节 现代人的眼轴正在越来越长

Q ● 眼轴是什么？眼轴和近视有什么关系？

A
● 简单来说，眼轴是眼球的前后径，是光线透过角膜，穿过晶状体、玻璃体来到视网膜的距离。
● 眼轴长不一定能确诊孩子有近视，但近视的孩子眼轴变长了很有可能说明近视在进展。

每次定期检查视力时，医生总会让小患者们检查一下眼轴。很多初次来的家长会冒出疑问：眼球？眼周？眼轴？这是什么？跟近视又有什么关系呢？

眼轴的"自我介绍"

我们都知道眼睛是一个球体，简单来说眼轴就是这个球体的前后径，是眼球从最表层到眼底的光感距离。如果我们把光线从透过角膜、晶状体、玻璃体来到视网膜的距离，看成是物理光学的一条中轴线，这就是所谓"眼轴"。当眼轴过长时，光线就会聚焦在视网膜之前，这就是轴性近视。眼轴越长，近视度数一般也会越高。

眼轴和人的身高一样，是随着眼球发育不断变化的。婴幼儿的眼轴短，光线聚集在视网膜后面，所以婴幼儿都是远视眼。之后随着年龄的增长，眼轴逐渐变长，直至成年后才逐渐稳定。眼轴的发育过程有一定的规律性，一般来说1～3岁儿童的眼轴增长较快，4～14岁时眼轴每年会相对稳定增长，到15岁以后进入缓慢增长期，眼轴的长度趋于稳定。大部分人群的眼球在18岁停止发育，但也有部分人在成年之后眼轴继续增长。这提示他可能是高度近视，而且很可能是病理性高度近视，需要定期监测眼轴变化。

哪些因素会影响眼轴的长度呢？如前面所说，眼轴会随身体发育一起增长，高个子的人眼轴可能更长。眼轴长度也与人种有关，一般来说，黄种人眼轴长，而白种人眼轴短。眼轴还与家族史相关，父母近视程度高的孩子眼轴增长速度较快；持续近距离用眼、用眼习惯不佳、户外活动不够、饮食不规律等，也会影响眼轴增长。

如今，青少年、儿童眼轴的测量已被纳入屈光发育档案，和身高、体重一样，作为生长发育时的眼健康指标备受重视。

那么，眼轴长了就一定是近视吗？

答案是否定的。

眼轴变长有两种情况：第一种是正常的生理现象，眼睛还在发育的儿童眼轴会逐渐变长，但眼睛并没有发生近视。第二种可能的情况是，眼睛为了适应长期看近处，减轻睫状肌的压力，从而拉长了眼轴。这时候视网膜后移，导致在看远的时候成像落在视网膜前方，就形成近视。生活中，有很多家长会对照网络上的眼轴大数据均值，认为超出均值就代表近视，单独看眼轴的长短来判断是否是近视，其实这是不严谨的。眼轴的大数据均值只能作为一个参考值，对于每一位孩子个体来说，眼轴还需要和角膜曲率、晶状体一起看才更准确。

第四节　古人也会近视吗

白居易曾经写过这样一首诗："散乱空中千片雪，蒙笼物上一重纱。纵逢晴景如看雾，不是春天亦见花。"初读此诗，你可能会觉得有种虚实相生的意境。但如果你仔细品味，就会发现这原来是一位近视患者的"真实写照"：看什么东西都仿佛隔了一层雾，甚至有种朦胧美。

古人也会近视吗？大诗人白居易也有近视的困扰吗？今天我们就来聊一聊古时候人们是怎么应对近视的。

一、近视不是现代病

古人也会近视

近视并不是现代人的专属病,而是从古有之,但刚开始古人并不称近视为"近视",而是"目不转明""能近怯远症"或者"疾盲",也就是只能看近的,远处的看不了,从《目经大成》开始才称为"近视"。

古代近视的名人可不止白居易一人,《石林燕语》里就曾记载过:"欧阳文忠近视,常时读书甚艰,惟使人读而听之。"也就是说欧阳修的近视已经严重到看不清文字,只能靠别人念给他听了。大文学家司马光也诉自己"素有眼疾,不能远视",是一个资深的近视"受害者"。还有我们熟知的诗人陆游、杨万里等都是近视眼。

因为近视,不少古人还闹过笑话呢。

《笑林广记》中的《虾酱》篇讲述了这样一个故事:一个近视的人走在路上,看到迎面走来一个挑粪的,近视的人闻到臭烘烘的味道以为是虾酱,对那人说道:"拿虾酱来。"挑担子的人却没有理会,继续往前走。近视的人以为他故意不把虾酱卖给自己,于是追上前来,"将手握粪一把,于鼻上闻之",还对挑粪的人骂道:"臭已臭了,什么奇货,还在这等行情!"听完不由得让人捧腹大笑。

明代也有人做过这样一首打油诗:"笑君双眼太稀奇,子立身旁问谁是?日透窗棂拿弹子,月移花影拾柴枝。因看画壁磨伤鼻,为锁书箱夹着眉。更有一般堪笑处,吹灯烧破嘴唇皮。"这首诗把一个连孩子站在旁边还要问是谁,总是因为看不清东西磕磕碰碰的高度近视眼患者描写得栩栩如生。由此可见,古代也有很多近视眼。

古人近视的比例比较低

那为什么我们很少听说古人近视的事情呢?这是因为古人近视的比例比现代人要低。具体原因可以概况为:

第一个原因是古人识字率低。我们知道,长期视近及不良的用眼习惯是导致近视的重要原因,因此近视主要集中在读书的人群中。唐宋之前,识字的人并不多。况且当时书籍的成本和燃灯用料也较为昂贵，只有贵族世家才有机会经常处在室内看书写字，因此当时近视还被认为是一种"富贵病"。随着印刷术的出现和普及，书籍成本降低。同时由于科举制度的推广，寒门子弟都想通过科举考试改变命运，社会人群的学习热情空前高涨，读书人数大大增加。有的学子出身贫寒，只能使用价格低廉的油灯，在昏暗的光线下学习，如宋代人写的："每夜提瓶沽油四五文，藏于青布褡袖中归，燃灯读书"。更有甚者，只能"凿壁偷光""囊萤映雪"，或借着微弱的月光苦读诗书，他们一心苦求功名，却在不知不觉中熬坏了自己的眼睛。

第二个原因是古人通常在户外活动。农耕时代，人们日出而作，日落而息，大部分时间都暴露在阳光下，视野开阔，光线暴露充足，有的人还会骑马射箭，这对眼部肌肉也是一种锻炼。

第三个原因是古人通常用毛笔写字，毛笔的笔杆较长，写字时眼睛与桌面的距离自然较远，这对近视也有一定的预防作用。

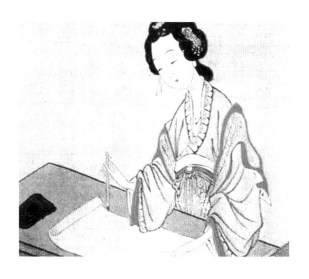

二、古代人怎么矫正近视

古代人对近视尚未形成预防的概念，因此一般都是在近视发生之后才进行干预。为了矫正近视，古人可是想尽了各种办法。

中药调养

古人认为,近视主要是由于脏腑阴阳失调和气血功能紊乱导致的,因此需要内调外治,整体调理。《本草纲目》里就记载了很多种具有明目功效的药材,如决明子"主治青盲,目淫肤,赤白膜,眼赤痛泪出""叶作菜食,利五脏明目";芜菁花"主治虚劳眼暗,久服长生,可读书";槐实"久服,明目益气";苍术"主治青盲、雀目,两目昏涩"。孙思邈在《备急千金要方·卷六》中也提到了一种秘方——神曲丸,"主明目,百岁可读注书方""补肝治眼漠漠不明,瓜子散方"。

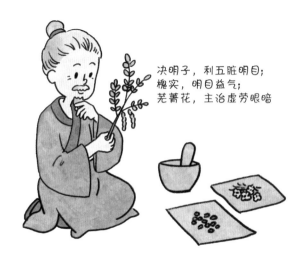

决明子,利五脏明目;
槐实,明目益气;
芜菁花,主治虚劳眼暗

刺激穴位

《灵枢·脉度》记载:"肝气通于目,肝和则目能辨五色矣。"古人认为"肝开窍于目""目受血而能视",眼睛的健康状况取决于肝血是否充足。不良的用眼习惯会损伤肝血,由于脉络纤细,气血不足故而形成近视。而通过针灸、按摩等刺激穴位,可以调节内脏阴阳平衡,疏通经络。《针灸大成》里就说到我们所熟知的睛明穴"主目远视不明"。睛明、攒竹、承泣等是治疗眼疾的常用穴,有清肝明目的作用。此外,用王不留行子贴压耳朵穴位可以促进肝经的血脉通畅。现代人常做的眼保健操也是通过按摩眼部穴位来使眼内气血通畅,但其疗效仍存在争议。

放大镜

《陔余丛考》中曾提到过"史沆断狱，取水精十数种以入，初不喻，既而知案牍故暗者，以水精承目照之，则见。"其实就是利用凸透镜的原理用水把字体放大。江苏甘泉汉墓则出土了东汉初年的放大镜，这个放大镜直径 1.3 厘米，嵌水晶直径 1.1 厘米，边厚 0.2 厘米，中间厚 0.3 厘米，可以把物体放大 5 倍。

眼镜

我国最早有眼镜记载的是田艺蘅《留青日札·卷二》："每看文章，目力昏倦，不辨细节，以此掩目，精神不散，笔画信明。中用绫绢联之，缚于脑后，人皆不识，举以问余。余曰：此叆叇也。"这里所说的"叆叇"就是眼镜。到了明代，眼镜开始流行。张靖《方州杂录》就记载了"所得宣妙赐物，如钱大者，形云母，而质甚薄，以金镶轮，纽之合则为一，歧则为二，老人目皆不辨细书，张此物于双目，字大加倍"。但当时的眼镜主要是由水晶石、石英、黄玉、紫晶磨制而成，而镜架由金、银、铜、牛角、玳瑁及丝线等制成，价格昂贵，是稀罕之宝，甚至是身份的象征。直到明末，一个叫孙云球的人对镜片制作工艺十分感兴趣，他根据几何、物理等科学知识，经过大量探索和经验积累，创造性地用水晶材料磨制成镜片，还发明制造了"制镜牵陀车"，使"磨片对光"技术有了很大的提高。从此往后，制作者可以"以年别者老少花，以地分者远近光"，根据患者的年龄、症状，进行个性化配镜。眼镜也逐渐变得不再稀奇。《南都繁会景物图》中就出现了一位戴眼镜的人物画像；《苏州市景商业图册》中还有卖眼镜的商铺的画面。

清嘉庆年间，眼镜就更为普遍了，张子秋还在《续都门竹枝词》中写道："近视人人戴眼镜，铺中深浅制分明。更饶养目轻犹巧，争买皆由属后生。"

清代最有名又最好玩的近视眼患者非得归雍正皇帝不可，他还有一个收集眼镜的独特爱好。据记载，雍正有 35 副各种各样的眼镜，比如牛角钩茶晶眼镜、安铜钩水晶镜、安别簪水晶眼镜等，这比他的龙袍还要多！

纵观古今，近视的发生、发展都与不良的用眼习惯息息相关。虽说与古人相比，现代人对近视机制的研究更加深入，也有更为科学的方法来矫正近视，但由于生活节奏加快，现代人普遍用眼过度，近视发生率呈爆发式增长，近视防控

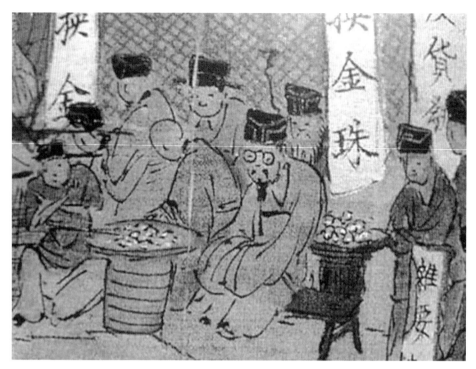

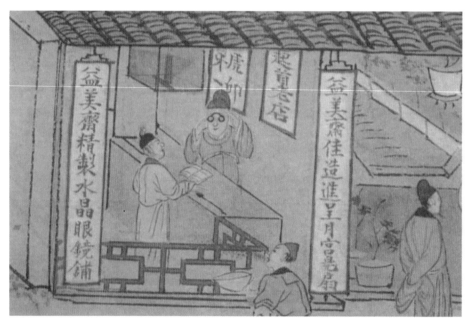

迫在眉睫。了解历史正是我们汲取经验的重要手段,除了不断更新和改良眼镜

制作技术、增加近视矫正方式以外，现代研究的近视发病机制也告诉我们应该从古人身上学习良好的用眼习惯。

第五节　爸爸妈妈近视，孩子就会近视吗

 • **父母的近视会遗传给孩子吗？**

A
- 近视的发生与遗传因素有关。
- 近视的发生与环境因素也有关。
- 对环境因素的干预可以减轻遗传带来的影响。

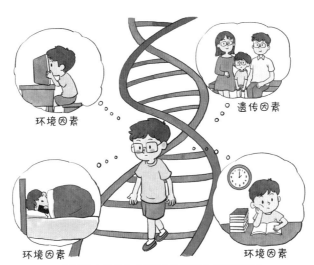

近视是由遗传和环境因素相互作用导致的！

近视的遗传因素

在医学院上课的时候，有学生向我提问："柯老师，我的父母都是高度近视，

我自己以后也会变成高度近视吗？遗传的概率有多大呢？"

目前普遍认为，近视的发生与遗传有一定的关系。如果父母双方都近视，那么孩子发生近视的风险将会增加。而且，父母的近视度数越高，孩子近视的概率也会随之增加。

我曾经就接诊过这样一位患者，当时，她在儿女的搀扶下颤颤巍巍地走进诊室。她的女儿又焦急又伤心地告诉我，自己的母亲是一位普通的农村妇女，从小眼睛就不好，从七八岁就开始戴眼镜，至今已有 50 余年。多年来，由于生活条件所限，母亲并没能得到专业的诊治，尽管戴着厚厚的镜片有许多不便，但也能勉强维持日常生活。现在她和哥哥已经成家立业，母亲本到该安享晚年的时候，但她近几年来的视力却越来越差了，不但干不了农活，连走路都需要人搀扶，生活陷入了一片混乱。最近听到母亲在吃饭时抱怨："我现在连盘子里的菜也看不清了，以后要是像你外公一样瞎了可怎么办啊？"

听完她的讲述，我首先安抚这对忧心的母女，劝她们不要着急，随后给这位患者进行了一系列详细的眼科检查，发现她双眼的近视度数高达 2 000 余度，还有高度散光，眼底黄斑区也已经出现了高度近视的病理性改变。看到这个检查结果，我只能遗憾地告诉这位女儿："你的母亲现在已经出现了眼底的病变，她的近视已经是病理性近视了。这种损伤是不可逆的，目前我们也只能针对她眼底黄斑的病变进行打针或是激光治疗，后面视力的恢复情况还要看她长期治疗的效果。"

仔细分析这个病例，这位母亲生活在农村，受教育水平不高，导致近视的环境因素并不多。于是，我又询问这位女儿他们家族的情况，结果发现，她的外公以前也有很严重的近视，一直没有得到有效的治疗，晚年视力几乎全部丧失，而她和哥哥的近视度数也都超过了 600 度。因此，她母亲的病理性近视可能与遗传基因有着更大的关系。在诊疗的最后，我提醒这位女儿："你母亲的病理性近视可能有遗传倾向，你和你哥哥之后也要定期进行屈光及眼底的检查，一旦发现近视度数持续增加，一定要尽早来医院就诊。"

看到这里，有些读者们可能又会产生疑问："既然父母都近视，孩子遗传近视的风险会增加,那么是不是只要父母都没有近视,孩子就没有遗传近视的风险了呢?"

很遗憾,并不是。

即使父母双方都没有高度近视,也并不意味着孩子是完全"正常"的,也有可能是高度近视基因的携带者。在这种情况下,虽然他们本人并没有近视,但有可能将致病基因遗传给下一代,他们的子女有可能是高度近视。

虽然近视的发生与遗传因素有关,但是各位宝爸宝妈们也不必过度担心。其实,所谓的近视遗传指的是遗传易感性,可以理解为遗传了容易发生近视的体质,这并不意味着孩子将来一定会近视。近视的发生与否还有一个不可忽视的重要因素,那就是环境因素。

不能忽视环境因素

我在门诊不止一次听到家长们互相抱怨:"你说现在的小孩子怎么那么多近视的? 我们小时候读书的时候,班里都没有几个同学戴眼镜的。"每当这时,小朋友们都会不服气地回嘴道:"我们现在学习多辛苦啊! 压力可比你们那时候大多了!"家长们这时也会点头道:"现在的小朋友确实不容易。我们以前哪来那么多的作业和补习班啊,每天放了学就和小伙伴们在弄堂里玩。现在的小朋友每天放学回家要做作业,周末要补习,好不容易有点休息时间,也都是窝在家里看手机和平板电脑。这样下去眼睛能好得了吗?"

其实,家长们说得非常正确,我来简单总结一下:激烈的教育竞争、过度使用电子产品以及缺乏户外活动,都是与近视发生息息相关的环境因素。

进入 21 世纪以来,全球经历了一场近视和高度近视的双流行,近视和高度近视的患病率均显著上升。预测显示,到 2050 年,近视将影响全球约一半的人口!

从我国 2016 年发布的《国民视觉健康报告》可以看出,50 岁以上的老年人群中还没有那么多的高度近视,但现在的儿童、青少年以及年轻一代已经出现了高度近视的多发情况。这些新发生的高度近视中一定有环境因素的参与。

第六节　近视中隐藏的定时炸弹

Q • 近视会有什么严重后果？

A • 近视可能导致的并发症：后巩膜葡萄肿、近视性黄斑病变、视网膜裂孔、视网膜脱离等。

近视，一旦进展到高度近视，甚至病理性近视，眼部并发症的风险会大大升高，就像埋了一颗"地雷"。

一、高度近视是近视的"升级版"

我们通常将大于等于 600 度的近视称为高度近视。

近视的进展过程，就是度数不断上升和眼轴不断拉长的过程。如果把眼睛比作气球，近视加深，意味着气球被吹得越来越大，眼内各层的结构也会变得越来越薄，发生各种并发症的风险也会随之增高。

家长可能会觉得，"我家孩子现在度数还比较浅，距离高度近视还挺远的"。但是，需要注意的是，孩子的眼睛尚处于发育期，度数是一个动态变化的过程，一不留神，加速起来有时候是很快的。

有的孩子热爱学习，恨不得钻进书本里变成小书虫，一不留神度数就"噌噌"往上涨。也有的孩子贪玩，用眼习惯不好，度数也涨得快。我遇到过一位家长领着孩子来看门诊，爸爸戴着厚厚的眼镜，儿子也戴着厚厚的眼镜。检查发现，孩子半年涨 200 度。看到检查报告，爸爸整个人就跟炮仗一样，一点就着火，指着孩子跟我抱怨："柯医生你看看他，这才过了一个学期，就涨了这么多。你知道我有一次晚上进他房间，他居然半夜偷摸在被窝里打着手机的光看漫画！

本来我们家度数就挺高的,他还不爱惜眼睛,真是不听话啊!"爸爸训斥的声音越来越大、越来越激动,儿子在旁边缩着个脑袋,也不知道有几分听进去了。

二、高度近视距离眼盲有多远

对于超过 600 度的高度近视患者而言,诸如视网膜脱离等并发症风险比低度近视高了不少。很多患者就诊时会忧心忡忡地问:"我这眼睛是不是以后年纪大了容易瞎?"

徐迟的报告文学《哥德巴赫猜想》,对我个人的影响很大。首先是让我这个从小视力正常的孩子变成了一个高度近视眼。别人一定会怀疑,难道读一本书就会让一个人患上近视?

事情是这样的:记得是在 1980 年读小学三四年级的时候,有一天下午,我在一个堂弟家的二层阁楼上,偶然看到了《哥德巴赫猜想》这本小书,记得那本书的白色封面上印着一朵绽放的菊花一样的无线电波雷达的符号。

那时的我对读书如饥似渴,几乎找到任何一本书都会用心地读下去。《哥德巴赫猜想》这本书深深地吸引了我,我是一口气读完的。当时读完这本书的感受是,陈景润这个数学家真了不起,做了一件了不起的事情,摘取了数学皇冠上的明珠——哥德巴赫猜想,推论出了"1+2"的陈氏定理。

这本书对我最直接的影响就是从此我便发愤学习,特别是对数学产生了浓厚的兴趣。而正是在这个时候,我所在的福建省仙游县度尾学区举办了一次全学区小学生数学竞赛,竞赛只有四道应用题,要求用多种解答方法,每用一种方法解答正确即可得到 10 分。这次竞赛我获得了 120 分,荣获全学区数学竞赛第 1 名。

于是,我的数学老师吴锦彬先生就像发现了一个天才神童一样,从此猛浇水狂施肥,在我身上倾注了大量的心血和精力,把他家里收藏的数十上百册数学习题集都借给我,让我一本接一本地演算练习,其中也有许多数学竞赛题。

那时的我对解答数学难题乐此不疲,坚持不懈,"宜将剩勇追穷寇",一路穷追猛打,每做完一本数学习题集,每解答出一道数学难题,我都有一种很强烈的成就感。那种成就感大约和陈景润推论出"1+2"的数学定理相似。

······

当年的福建乡村相当贫穷落后。在我读书的整个小学时期,我的家乡都还没有通电,夜里只能点着一盏用墨水瓶做成的小煤油灯,一灯如豆,刻苦练习。每天夜里总要练到12点附近榨糖厂锅炉放气的声音响起,我的父亲母亲不知催促了我多少遍,我才会放下手中的数学难题,很不情愿地上床睡觉。

昏暗的灯光陪伴我度过了一个个充实的夜晚,同时也让我患上了严重的近视。从小学四五年级开始,我戴的眼镜度数就达到了450度。

文章摘自:李朝全《〈哥德巴赫猜想〉让我也患上高度近视》

其实,高度近视分为两类,一类是单纯性高度近视,虽然近视度数高,但成年之后度数趋于稳定,并且没有发现有可以导致不可逆视觉损害的眼底病变;另一类是病理性近视,它的表现不像前者那样"懒惰",表现为持续进展,眼轴不断过度增长(>26.5毫米),伴随后巩膜葡萄肿,容易出现不可逆的视觉损害和眼底病变等,预后不容乐观。

虽说不是所有的高度近视都是病理性近视,但近视度数高是导致病理性近视的重要因素。目前病理性近视是我国发达地区第二大致盲原因,再加上有些高度近视患者度数达到1800度以上,基本看不清远处物体,就算配镜也无法矫正到良好视力,我们称之为"日常生活盲"。

单纯高度近视的患者很容易在长时间用眼后出现重影、眼干、眼部酸胀等视疲劳的症状。有些人近视加深后,外貌也会发生一定改变,最明显的就是眼球有点突出。近视度数每增加300度,眼轴大约会相应增加1毫米。随着近视的进展,眼轴逐渐变长,因此会觉得看起来眼球突出。

病理性近视则在单纯高度近视的基础上,由于不均匀的、进行性的加深而表现出更严重的损害。让我们看看病理性近视有哪些影响视功能的定时炸弹吧。

后巩膜葡萄肿

随着眼轴的不断增加,巩膜组织被不断拉长、延伸。在眼内压的作用下,明显变薄的巩膜后部会发生局部膨出,就像挤压一个充满空气的气球,如果某一个位置的气球壁比较薄,就有可能被挤出一个小包。

"葡萄肿"形象地说明了它的形态。因为变薄的巩膜会透出其中的颜色,呈蓝紫色,像紫葡萄一样,所以称它为葡萄肿。后巩膜葡萄肿虽然不是肿瘤,但在后巩膜葡萄肿的区域容易出现脉络膜视网膜萎缩、玻璃体牵拉、视网膜劈裂甚至新生血管等。

不同程度的近视性黄斑病变

黄斑是视觉最精密的区域,如发生黄斑出血或黄斑裂孔,视力会出现明显下降,看东西可能会变形,也可能有色觉感知的异常;其中,黄色觉、蓝色觉异常比较常见。就像印象派著名代表人物德加的《芭蕾舞女》画作,前后对比差异非

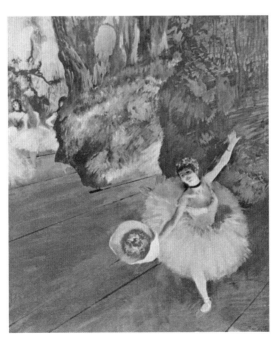

持花束的舞者(1878 年)

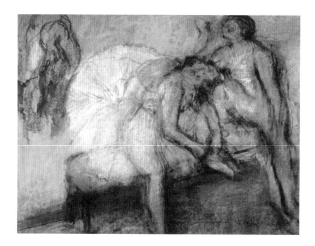

两名休息的舞者(1910—1912 年)

常明显。他后期画作线条粗糙,人与物阴影消失,细节基本未有描述,现代有部分研究者认为德加患有黄斑病变。他曾告诉朋友:"我只能看见你的鼻子而看不见嘴巴。"他右眼也有畏光、视力模糊等症状。

视网膜裂孔、视网膜脱离

我们的视网膜好比底片,如果出现破孔或者脱离,那么相应区域成像就有缺损。

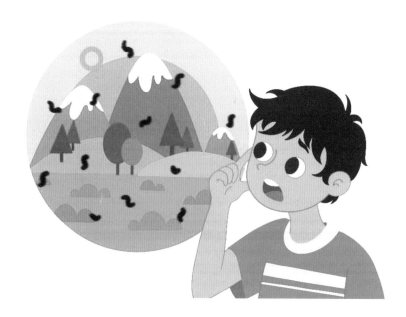

玻璃体会随着年龄的增长而不断向液体状态发展。当玻璃体变性、混浊投影在视网膜上时，就会形成"飞蚊症"，也就是感觉眼前有小虫子在飞，又像有什么灰尘沾在眼睛上，看向哪里，哪里就有黑影飘动，这是正常的生理现象。然而，如果在液化的过程中玻璃体跟视网膜有异常粘连，或是突然受到外力导致玻璃体对视网膜牵拉，比如进行剧烈运动、头部遭受撞击等，就容易出现视网膜裂孔甚至脱落。很多人问我："为什么有的人不是高度近视也会发生视网膜脱离？"视网膜脱离的确不是高度近视的专属病，然而，近视度数越高，往往玻璃体发生液化的时间越早，并且由于眼轴变长，眼睛受到牵拉，发生视网膜脱离的风险就越大。

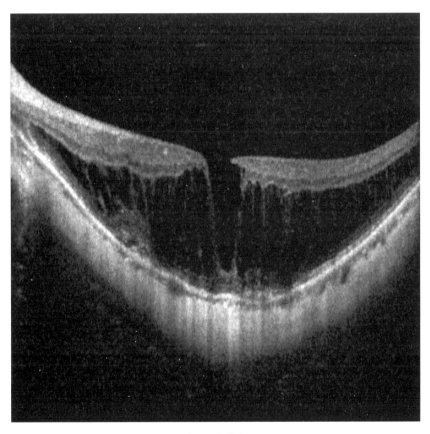

视网膜脱离

视网膜裂孔或脱离在跳水运动员中并不少见。因为在入水的瞬间，水面巨大的冲击力会使眼球产生一定微变形，而玻璃体不能随眼球壁同步延长，成千上万次的训练让薄薄的视网膜也受到了成千上万次的牵拉。郭晶晶、胡佳、肖海亮、孙淑伟，这些中国跳水的奥运冠军们，都曾饱受眼疾之痛。1996年，14岁的郭晶晶就出现过视网膜脱离的情况，右眼残余视力仅为0.2，甚至在2008年北京奥运会前夕，她的眼疾再度复发，给她带来了严重的视力困扰。

我在门诊上也曾遇到一个患有高度近视的京剧演员，他是个武生，"唱念做打"基本功扎实，褪节儿上有难度的，比如翻跟头，基本都是他来做。某次训练的时候，他突然感觉眼前有点擦不掉的黑影，来门诊一检查才发现原来是视网膜脱离了。

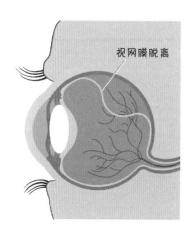
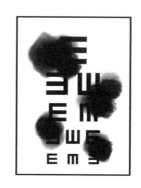
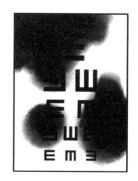

不只是从事危险系数较高职业的人群需要注意视网膜脱离的问题，普通近视患者在日常生活中也有很多需要注意的细节。例如网上号称可以锻炼眼睛、预防近视，让眼睛看起来明亮有神的"米字操"，最早被戏剧演员们用来"练眼神"，上下左右等8个方位转动眼球，但是这样锻炼的是眼外肌，而若想要预防近视，需要锻炼的是眼睛里面的肌肉，即睫状肌。特别是高度近视患者，不要轻易练习这种"米字操"，盲目、快速地使眼球转来转去很容易造成过度牵拉，对高度近视的眼睛反而不是那么有利。

同样地，门诊上还有各种原因导致视网膜脱离的患者：有被小孙子的手不小心甩到眼睛的奶奶、扛一大袋米上楼的爷叔、倒立练瑜伽的小伙子、补牙时被打磨机振动到眼睛的阿姨、使用振动式眼部按摩仪的小姑娘，还有躺在床上被娃踩到眼睛的妈妈等。因此，对于高度近视患者的日常保健，我常常有一些小建议：

眼睛不要快速地转来转去。

避免进行跳水、蹦极等头部向下的冲击性运动。

避免拎重物或者举重加大腹压之类的动作。

发生视网膜脱离一定要马上就医，时间拖得越久就越难恢复。有闪光、飞蚊增多、眼前固定不动的黑影等症状一定要尽快就诊，同时 600 度以上的高度近视者应该定期到眼科做全面的检查，做到防患于未然。在仅存在视网膜格子样高危变性或裂孔，视觉功能尚无影响，视网膜没有脱离的情况下，早期发现、及时激光修补，可以很好地防止视网膜脱离的发生。

三、儿童、成年人、老年人，防控因人而异

古时所说"一门七进士，父子三探花"，放到现在就要改成"一门七近视"了——可不是嘛，爷爷、奶奶、外公、外婆、爸爸、妈妈，再加一个宝宝，正好七人。不同年龄段的近视、高度近视和病理性近视的诊疗措施都各有侧重，防控重点也是因人而异、因年龄而异的。

儿童

针对孩子，早发现、早确诊，防控的手段一定是第一位的。尤其是本身就有高度近视，眼部条件不算太好的爸爸妈妈一定要记住这两点：

首先，要早做规划。高度近视有一定的遗传风险，就像上面说的，家里有多人高度近视的，爸爸妈妈一定要留一个心眼，在孩子 3～4 岁就进行验光等检查。

其次，尽量做全面的眼科检查。特别是首次发现近视，千万不要只验一次光就结束了。补充角膜曲率、眼轴、眼底等情况，建立一个完整的视觉发育档案，不仅可以跟踪孩子日后的视力发展情况，也可以发现一些度数之下隐藏的问题。如果确诊高度近视，我们需要重点控制，定期随访，根据个体情况选择专业的药物、器械或光学干预手段，尽最大努力控制近视度数加深，降低相关眼部并发症的发生。

成年人

对于成年人的高度近视，我们可以防治结合。成年后如果过度用眼，近视

度数仍然有可能加深。我们需要防范高度近视相关并发症的发生,定期检测眼压、周边及中央区视网膜,甚至视野等。此外,对于不想戴眼镜、近视度数稳定、眼部检查显示健康合适的患者也可采取角膜激光手术如全飞秒手术、半飞秒手术,或眼内晶体植入手术如ICL手术等。经过严格的术前计算和术中精细操作,术后裸眼视力一般能恢复到1.0左右,让患者摆脱眼镜的困扰。

老年人

老年患者的高度近视,主要还是以恢复良好的全程视力为目的,积极干预,常见的包括高度近视伴老视(就是我们常说的老花眼)和高度近视伴白内障两种。前者让人看近看不清,看远也看不清;后者受白内障的影响,光线无法进到眼睛,看东西越来越不清楚。两者皆可通过晶体置换手术达到视力提高的效果,显著改善生活质量。

总而言之,近视作为最常见的眼科疾病,从生活方式到慢病管理,都需要我们加深认识,实实在在抓好防治。如果是高度近视患者,各个年龄段都要注意定期检查,以减少高度近视相关的并发症,降低致盲风险。

第七节　给爸爸妈妈算一算近视这笔"账"

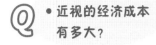 **近视的经济成本有多大?**

- 近视的持续性和发展性对患者来说所需要付出的金钱、精力是终身的。
- 看看光学眼镜、角膜塑形镜、阿托品的花销有多少。
- 年龄越小,近视越"值钱",就是越值得我们花钱。

近视，不仅是医学问题，也是经济学问题。

医学上有个名词叫作疾病负担。近视检查、配眼镜，得花钱；等到度数深了、年纪大了，并发症出来了要治疗，得花钱；往返就医的交通、误工，也得花钱——这些都是近视带来的直接经济负担。除此之外，还包括生活质量的下降——看东西不清楚，跑步、游泳等运动不方便，就连吃个火锅，热气布满整个镜片，白茫茫看不清楚，等到擦好眼镜，自己下在锅里的肉早被抢光了……这些无形的生活质量损失，就是无形的经济负担。

一、一个人一辈子要花多少钱治疗近视

我们先说说包括诊断、治疗、验光、光学眼镜、交通等在内的直接成本。虽然不同国家对近视经济成本的理解有差异，且成本可能因地区而异，但是我们依然可以从中受到一些启发。

来自中国的研究数据做出了这样的评估模型：假设所有近视人群购买眼镜，10％的近视人群购买角膜接触镜，1.5％的近视人群购买角膜塑形镜，在视力产品和视力检查上平均每人每年就得花 809 元人民币。如果再加上 1％ 的近视患者做屈光手术，费用则会增加到平均每人每年 930 元人民币。

可能有人会说，小孩子眼睛在长，眼镜换得勤就花钱多。长大了不用换眼镜，肯定不用花那么多啦！事实真的是这样吗？恰恰相反，年龄较大的患者个人所花费用反而平均较儿童高，很大原因就是与近视并发症有关。新加坡的一项研究对 40 岁以上的新加坡近视患者进行了调查，发现近视患者每年平均与近视相关的直接费用为 709 美元，而累计患病时间长达 80 年的患者加起来的直接费用为人均 17 020 美元，接近 10 万元人民币！

随着近视的发生进展，患者近视度数高，达到病理性近视诊断时，会出现包括黄斑病变、脉络膜新生血管等并发症。特别是脉络膜新生血管，可以说是近视的致盲杀手，一经诊断就需要治疗，且是长程治疗。

和其他造成一次性或短期花费的疾病或状况不同，近视的持续性和发展性对患者来说所需要付出的金钱和精力是终身的，特别是在近视患病率较高的我国。对高度近视的个人而言，这一成本在未来可能还会上升。

二、不同手段要花多少钱

光学眼镜

最常见的是光学矫正眼镜。一副普通的眼镜可能只要几百元,特殊的离焦眼镜可能要几千元。换镜频率主要取决于孩子度数的进展情况,大部分孩子可能一两年一换,当然也有例外。

上海话有个词叫"皮拆天",说的就是顽皮的小孩子。七八岁的小孩子正是最好奇的时候,东摸摸西跑跑,莽莽撞撞地,一不小心眼镜折了个腿,镜片掉下来,或者豁了个口子,甚至跑疯了回家发现镜片少掉了一个,都是家常便饭的事情。

门诊上最让我印象深刻的是一位家长带着小朋友来复查。检查原先的眼镜时,孩子摘下戴着的一副,家长又打开眼镜盒掏出一副外观一模一样的眼镜。

我问她:"这两副眼镜的度数是一样的吗?"

她说:"是的,我每次配眼镜的时候都是配两副。他太容易弄坏眼镜了,频率高得我也无语。坏了再配一副来不及,反正要配吗,我就一次配两副,坏了的话还有另一副能接着用。"

"那换一次两副,家里眼镜不得成堆了。"

她忙点头:"是啊是啊,我还专门找了个盒子来放他之前的坏掉的、不用的眼镜。"

我学生在旁边听着也乐了:"别说他了,我自己的眼镜从小学到博士毕业,都快10副了。小时候是因为度数涨了,长大了是因为镜片花了。"

按平均一副1000元来计算,加起来也是个不小的数目。

角膜塑形镜

角膜塑形镜也就是老百姓俗称的OK镜。

曾经听到这样的说法,"一天喝三杯牛奶的家庭才能够给孩子配OK镜"。虽然有些夸张,但也从侧面反映了较为昂贵的OK镜不是普通家庭能承受得起的。

单片 OK 镜根据不同品牌、不同设计，价格可能在 3 000～8 000 元不等。遇到需要特殊验配的情况，比如高度近视、高度散光等，价格还会更贵。OK 镜的确有效，但它不仅需要每晚坚持佩戴，还需要日常护理。在做好日常清洁、定期复查的前提下，时间久了镜片也会出现磨损、变形、蛋白沉淀等情况，它的使用寿命可能只有一年到一年半。

镜片加上护理液等耗材，按平均一年支出 10 000 元来计算，这成本比框架镜翻了好多倍。

若是再遇到熊孩子，那可就是分分钟让爸爸妈妈吐血的销金速度。我在门诊遇到的最高纪录是孩子一年碎了 7 片 OK 镜，妈妈大倒苦水，戏称孩子是"金手指"，一捏钱就没了（镜片碎了）。

寿终正寝的 OK 镜本来就少，能留个"全尸"的更是不多。摘掉清洗时弄碎掉是最常见的原因，我见过掉地下，吧唧一脚踩碎的，比较离谱的还有冲进下水道里的。

有天晚上，朋友在微信上问我："OK 镜掉进下水道里了，怎么办？我现在已经拆了管道，把它从 U 形弯里捡回来了……还能用吗？"我哭笑不得，掉进下水道里已经很令我意外了，能捡回来就更令我意外了。能捡回来就彻底清洗、消毒、检查，没事儿再戴呗……一万多的东西也不是谁都舍得就这样丢掉的。我给她支了个招："下次配 OK 镜，你从孩子的压岁钱和零花钱里扣。孩子要知道花的是他自己的钱，他会更爱护一点。"果然，下次见到这枚 OK 镜，是完完整整的它完成了使命，准备退役的时候。

教育作家蔡朝阳说："经济学是一门人道主义学问，理性经济人意识的培养，应自儿童始。"果然，经济学要从娃娃抓起啊！

阿托品

无论是什么浓度的阿托品，每天的用药费用都基本不超过 10 元，总体成本比 OK 镜便宜了不少。但是对于长期使用、接触眼睛的药物，安全性是非常重要的。另外，药物一次只能配一两盒，家长得定期跑医院配药、拿药。

一年 12 个月，请假、误工成本也有不少呢！

特别是在"独生子女时代"，"4＋2＋1"的结构十分常见。爷爷、奶奶、外公、外婆、爸爸、妈妈，围着一个宝宝转。

最常见的情况是排个班轮流带孩子来复查。不过，轮流带孩子就诊，对情况了解得没那么多的一方就显得不熟练。有一次我忙着看病，顺口问了家长，孩子用了多久的药啊？家长有点不好意思地笑了，说他是孩子外公，这是他第一次带孩子来复查，不太清楚。也有一次，我碰到爸爸带着孩子来看病，换病历本了，找不到既往记录。爸爸记不清用法和时间，刚刚说"是每周用一次吧"，话音刚落，孩子马上大声地说"不是这样的"，爸爸一脸尴尬。

还有一种情况是一大家子出动，集体带着孩子来检查。检查好了，妈妈拿着结果来问一句；一会儿外公、外婆又进来问一句……遇到这种情况，我一般会这样说："家长人都到齐了吗？ 来来来，都进来，我给你们一起讲一遍……"

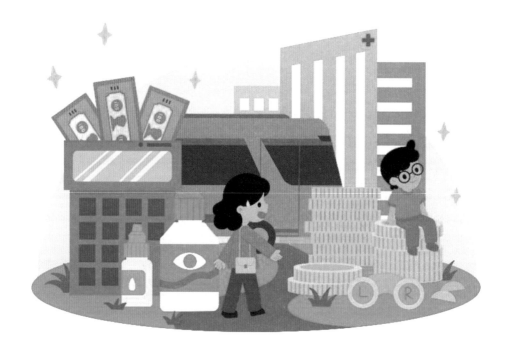

三、给爸爸妈妈算一算近视这笔账

"再穷不能穷教育，再苦不能苦孩子。"涉及孩子的教育问题，大部分家长都会努力为孩子提供力所能及范围内最好的选择。三四千的英语班，买！五六千的课外兴趣班，买！孩子要读课外书，购物车里加得满满当当，恨不得在家里建一个图书馆。寒来暑往，刮风下雪，接送孩子上学补课一次不落。

但是，要是讲到花个一两千配眼镜，五六千配角膜塑形镜，不少家长可能就犯嘀咕了。再加上定期来医院检查、配药，别说"刮风下雪"了，只要碰上和工作冲突，需要请假、早退，大部分家长就心生懒惰："哎，今儿不去了，下次再说吧"。明日复明日，检查眼睛这件事儿往往被抛之脑后，直到孩子嚷嚷看不清黑板了、上课影响学习了，才火急火燎来到医院。

投资教育肯定是对的，但是投资教育的同时不投资近视防控，一定程度上也会影响孩子的未来。就拿山西长治的试点为例，自2022年起，该市将裸眼视力纳入中考总成绩的考核体系，在综合素质评价中占5分。虽然不是所有地方都推行"视力考核纳入中考"这样的规定，但近视防控工作也已成为各地的绩效考核内容之一了。

考虑孩子的健康，也担心近视可能会影响孩子日后升学，家长们对孩子的视力问题是越来越重视了。究竟家长该花多少精力和金钱在控制近视上呢？

其实，预防是最划算的。只要一开始不近视，就不会有这笔账。多带孩子出去户外活动，保持正确的坐姿和用眼习惯，避免长时间用眼……这些耳熟能详又略显陈旧的建议，反而是控制近视最经济的办法。我经常给家长讲的一句话是，"年龄越小，近视越'值钱'，就是越值得我们花钱。"

总的来说，首先，我们要努力预防近视。近视患者不仅需要及时就诊，矫正目前的近视，而且还需要定期和长期随访。近视诊疗原则中，防大于治、早防早治是非常重要且具有重大社会和经济意义的。

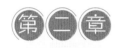

第二章

0～3岁:健康科学护眼第一步

第一节 宝宝的视力发育:从感受光到看见世界

Q • 宝宝的视觉系统是如何发育的?

A • 刚出生的宝宝只有光感,生长发育的同时宝宝也在逐步增加视野范围,建立立体视觉、色觉,1岁时宝宝的视力才能达到0.2～0.3,直到8岁左右,角膜曲率、晶状体屈光度、眼轴长度、视锥细胞形态发育至非常接近成年人,视力可达1.0。

光是人类认识世界的工具。在我们正确认识光之前,它一直被视为神秘且难以捉摸的。《说文解字》对"光"这一字的解释是:"从火在人上,光明意也"。这表明,古人将"光"视为一个头顶火光的行人,寓意其能带来光明。古希腊时代的亚里士多德认为"光的本质是白色的光,色彩是不同程度的明亮与黑暗的混合"。这一观点直到17世纪才得到纠正。伟大的科学家牛顿通过实验,用棱镜将白光分解为不同颜色的光束,提出"光是由彩色的粒子组成"的理论。几百年来,科学不断进步,现在我们知道光是一种具有波粒二象性的电磁波。这一发现为量子物理学奠定了基础,也使得光纤通信和互联网等技术得以发展并取得了巨大的发展。

人类热爱光明。我们的眼睛接收并处理光线,决定了我们看到的世界。通过眼睛,大约85%的感官信息被传递给大脑。然而,不同生物体看见世界的方式不尽相同。在光的多个波段中,人眼只能感知到波长在380～760纳米之间的可见光。与此同时,蜜蜂能够看到紫外线,而金鱼能感知到红外线,而这些波长的光谱对我们来说是不可见的,这也使得动物能够看到人类难以想象的世界。

那么,我们的视觉究竟是如何产生的呢?古希腊学者恩培多克勒认为,眼睛发出的光线射到物体上,人就感觉到了物体的存在,就像大海上的灯塔照亮周围一样。然而,这一说法在后来博物学家海什木的《光学书》中被纠正。据传,海什木曾被软禁在一间黑暗的房间好几天,当他走出屋外,突然的阳光让他的眼睛感到刺痛,适应了很长一段时间。这引发了他的怀疑:如果光线真是从眼睛发出,为何会引起疼痛?经过大量实验,他证明人们之所以能够看到东西,是因为物体本身发光(如太阳、蜡烛),或者反射了光线。在此基础上,他进一步探究了眼的工作原理,推测光线入眼后被聚集到眼底,最终在大脑中形成视觉,人们因此可以看见世界。这种认识在1000年前,是十分难能可贵的。

现代科学研究表明,胎儿的眼睛早在母亲怀孕第4周就开始发育了,接下来的4～5个月里,神经、血管、晶状体和视网膜等组织结构逐步形成。出生后,随着宝宝的眼睛睁开来,第一束光线到达视网膜的光感受器细胞时,人眼视觉功能才开始逐步完善。一周大的婴儿视力只有0.01～0.02,2个月大的时候提升至0.05左右。3个月左右的婴儿可以开始平稳地"跟随"运动的物体,也能将视线固定在某物体上,立体视觉开始建立。6个月大的婴儿眼睛大小可达成年人的三分之二,视力进一步增强,能够看清物体细节并开始判断距离。到1岁时,幼儿的视力在0.2～0.3。4岁以前是视锥细胞的快速发育期,刚出生时人眼的视锥细胞是非常矮胖、短小的,出生后视锥细胞不断变细变长,在此阶段视锥细胞的长度增加了一倍以上,同时向黄斑凹中心迁移,视力可能达到0.6或更高。到了8岁,儿童的角膜曲率、晶状体屈光度、眼轴长度和视锥细胞形态都非常接近成年人,视力通常达到 1.0。

在门诊中,我们经常遇到焦急的新手父母,带着仅 1 个月大的宝宝来就诊,担心宝宝眼睛不常睁开是否有问题。实际上,宝宝的眼睛有其自身的发育规律,视觉系统也是逐步发展的。

刚出生时,宝宝刚离开母亲温暖的子宫,开始接收外界的光线,此时他们的视觉主要局限于光感知,看到的世界大体是模糊且只有黑白色的。因此,宝宝在这个阶段还无法清晰看见人脸。在哺乳时,宝宝主要依靠先天的反射本能来寻找母亲的乳房。

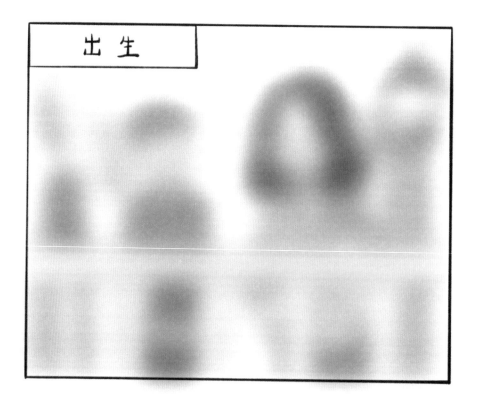

到了 1 个月左右,宝宝开始能看到 15～30 厘米远处的物体,这个距离大约是妈妈怀里到脸部的距离。这个时候宝宝的眼睛可以凝视光源,看向一些有光亮的地方。不过这个时候他们对事物的认知都是二维的,也就是所有的事物都在一个平面上。

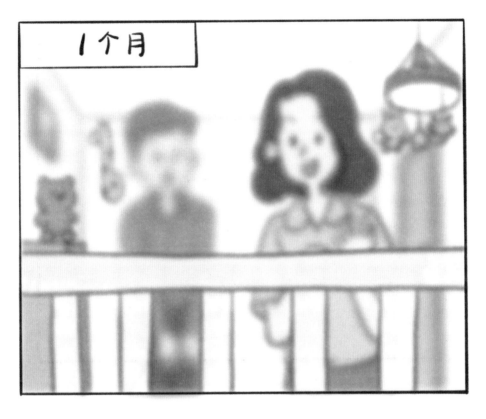

　　到了 2 个月，宝宝的视力接近 0.05，视野明显增大，并且开始区分颜色了，尤其是鲜艳的颜色如红色和橙色。他们开始能够凝视，左右眼可以同时追视家长的动作，如果有东西快速靠近眼睛，他们还会出现保护性的眨眼。此时可以在宝宝床边挂一些五颜六色的柔软小玩具，不仅可以吸引宝宝的视线，而且通过玩具发出的声音刺激，也有助于宝宝视觉和听觉的发展。

　　3 个月的时候，宝宝的视力进一步提升到 0.05～0.07，头可以水平方向移动 180 度，视野范围大幅度增加至 1 米远。此时，宝宝开始能追踪移动的小物体，并逐步形成三维立体视觉，有了空间意识。视网膜上 600 万～700 万个视锥细胞，也在出生后不断发育，拥有了 3 种光敏色素以分辨黄绿色、绿色和蓝紫色。此时，宝宝的三色视觉也逐步形成，他们开始能看到丰富的色彩。

　　到了 4 个月，宝宝的视力大约为 0.08，并且开始展示一定的手眼协调能力。他们会注视自己的手并尝试伸手抓住看到的物体。5～6 个月时，宝宝的视力可以达到 0.1，看到的事物更加清晰，色彩也更加丰富。他们能长时间地

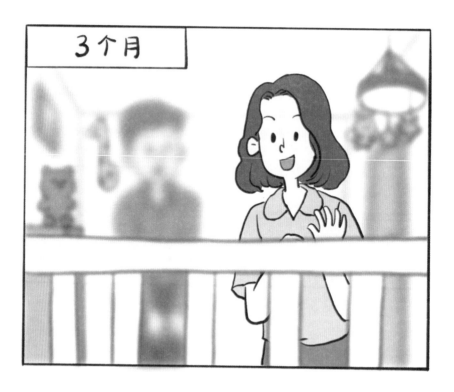

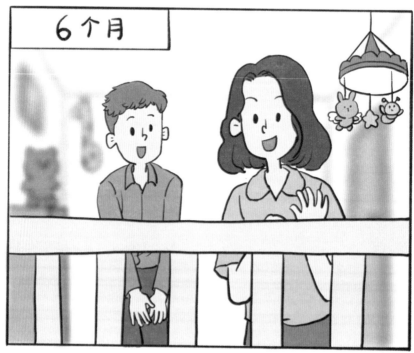

注视物体,并分辨不同的方向,展现出立体感和更强的手眼协调能力,可以两只手各抓一个东西。

7～9个月时,宝宝的视力为0.1～0.2,能分辨物品的远近,还可以长时间盯着一个方向看。这个时期,家长们可以和宝宝玩一些简单的游戏,比如用一块布遮住脸,然后突然在宝宝面前揭开,这常常会引得宝宝开心大笑。

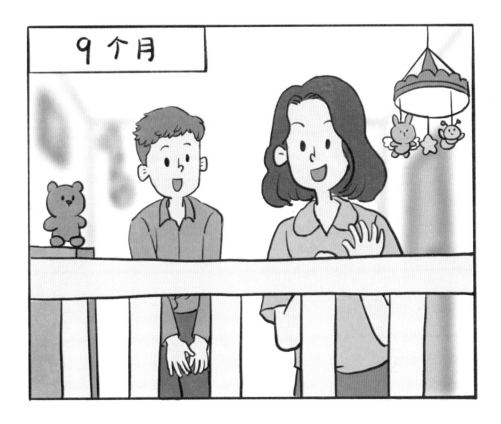

到了1岁,宝宝的视力达到0.2～0.3,看到的世界越来越清晰,视觉程度慢慢接近成人水平。同时6～12个月也是宝宝辨别物体细微差别能力的发展关键期,宝宝的手眼协调能力逐渐增强,1岁时可以用手抓取更小的物品。所以,传统的"抓周"仪式定在周岁进行是有道理的。

宝宝从出生到1周岁左右的视觉发育非常关键。在此期间,如果瞳孔中央区被遮挡,如先天性角膜白斑,就无法建立透明的光学通路,导致光线不能有效刺激视网膜。这可能引发形觉剥夺性弱视,意味着视网膜得不到正常发育。如

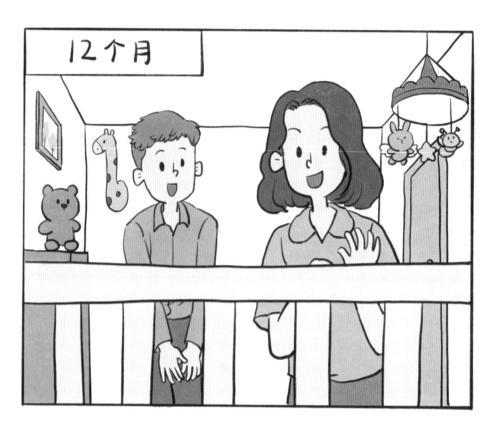

果错过了早期治疗,即便在孩子年龄稍大时通过角膜移植使眼睛恢复透明,孩子的视力仍可能无法恢复。同样,患有先天性白内障的孩子也需要尽早进行手术治疗,以避免错过视觉发育的敏感期。

宝宝的视力发育是一个循序渐进的过程,从最初的模糊不清和仅能感知灰色,到1周岁时的清晰明亮和色彩斑斓,这一视觉发育过程对孩子来说也是一种特殊的体验。

为了监测新生儿的视觉发展是否正常,家长和医生可以采用一些简便的方法,比如用手电筒照向宝宝的眼睛,观察他是否会立即闭眼,瞳孔会不会缩小;再看看孩子的眼睛是否会跟随自己喜爱的东西移动。家长也可以通过日常互动来训练宝宝的视觉能力,比如坐在宝宝对面,边喊宝宝的小名边移动自己的脸,促使宝宝注视并跟随移动。这些都是在宝宝1岁前非常有效的视觉功能训练方法。了解这些视觉发育的基本规律,新手爸妈可以更加从容不迫地应对,做到心中不慌，让宝宝的视力与身体其他方面同步健康发展。

总结

从最开始的模糊不清和灰色，到最后的清晰明亮和色彩斑斓，宝宝的视力发育是循序渐进、慢慢发育的。宝宝的眼睛早在妈妈怀孕第4周就开始发育了，之后的4～5个月里不断发展变化，有了神经、血管、晶状体和视网膜等组织结构，但是直到出生，宝宝的眼睛睁开来，第一束光线到达视网膜的光感受器细胞时，人眼才进入一个视觉功能逐步完善的过程。刚出生的宝宝只有光感，1个月左右只能看到15～30厘米处的东西，3个月开始视力达到0.05～0.1，可以追视移动的物体，逐渐形成立体视觉和色觉；6个月时能看清楚物体的细微部分，对距离的判断也开始发展；一直到1岁时宝宝的视力才能达到0.2～0.3，看到的世界越来越清晰，视觉程度慢慢接近成人。在这个过程中，家长要掌握一些小技巧，注意观察和判断孩子的眼睛是否健康。

第二节　要想宝宝眼睛好，辅食添加少不了

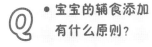 **宝宝的辅食添加有什么原则？**

- 适时添加：在宝宝满6个月后开始添加辅食。
- 添加原则：由简单到复杂，由少到多，由稀到稠，由细到粗。
- 辅食举例：绿叶蔬菜、蓝莓、猪肝、鱼、虾、牛奶、豆制品等制作的辅食。

在成为父母之前，许多年轻爸妈可能没有任何厨房经验，"十指不沾阳春水"。然而，一旦肩负起养育孩子的责任，即便是简单的煮粥，都会用量杯精确

测量水和米的比例。购买各种辅食制备工具和美观的餐具,如辅食机、研磨碗、彩色小勺和可爱的小围兜,这些都成了新手爸妈的日常必备品。添加辅食,除了工具上的准备外,知识上的储备也很重要。

一、适时添加辅食

总的来说,建议宝宝在满 6 个月后开始逐步引入辅食。对于纯母乳喂养且母乳不足的宝宝,可以略提前添加,最好不要晚于 7 个月开始。除了月龄,爸爸妈妈还应该留意宝宝的身体状况和行为表现,根据它们来判断添加辅食的时间,比如宝宝表现出对美食很渴望的样子,在别人吃东西时有伸手、盯着看、身体往前凑、流口水等表现。适时引入辅食有助于满足宝宝日益增长的营养需求。

二、掌握添加辅食的技巧

宝宝的消化系统尚未完全发育,很容易发生腹泻、过敏等。所以,添加辅食一定要注意,无论是数量还是种类,都应该遵守循序渐进的原则:由简单到复杂,由少到多,由稀到稠,由细到粗。

首先是由简单到复杂。家里人经常吃的食物就叫作简单的食物,如果全家人都不吃或者很少吃的食物,算作相对复杂的食物。含碳水化合物比较多的如面条是相对简单的食物,含有蛋白质较多的比如肉蛋就是相对复杂的食物。

其次是由少到多。给宝宝吃辅食切不可着急,一定要慢慢地逐渐增加。比如,先尝试一种与月龄相符的辅食,每次给宝宝喂 3~4 勺。添加 1 周左右,如果宝宝的消化情况良好,排便性质、次数也正常,就可以继续喂食,还可以考虑逐渐增量,或者开始尝试另一种辅食,千万不能贪多贪快。

然后是由稀到稠。宝宝在开始添加辅食时,都还没有长出牙齿,只能给宝宝喂流质食物。稀稠简单的判断方法就是,当勺子偏 45°时能够慢慢流下去的即为稀食,偏 45°还流不下去的即为稠食。

最后是由细到粗。当给宝宝吃东西的时候,颗粒要细小,防止发生呛咳;等宝宝逐渐长牙,再添加半流质食物,颗粒也相应地逐渐增大,这样可以促进宝宝的牙齿发育,锻炼宝宝的咀嚼能力;最后才是固体食物。要注意观察宝宝的吞咽能力和咀嚼能力,才可以考虑逐渐加粗辅食,比如肉泥、菜泥、米粉糊、稀粥等。长牙后还可以给宝宝一块馒头片，让他们咬着磨牙。

另外，需要注意的是辅食应该要富含铁。《中国居民膳食指南》建议宝宝的第一辅食应该是富含铁的泥糊状食物。富含铁的食物有鱼肉、猪肝、鸡血等，含铁婴幼儿米粉也是不错的选择。虽然蛋黄含铁量也很高，但吸收率比较低，所以蛋黄最好等 7 月龄后再添加。

三、吃对辅食助力视力发育

宝宝的视力发育极为重要。合理的辅食选择可以大大促进视力健康，可以早期就选择富含二十二碳六烯酸（DHA）、胆碱、叶黄素黄金组合的奶粉，也推荐富含叶黄素、维生素 A 和 DHA 的食物。

绿叶蔬菜

胡萝卜、韭菜、菠菜、苋菜等含有大量 β 胡萝卜素和维生素 A，可以抗氧化，还能预防夜盲症等维生素缺乏症的发生。

蓝莓等水果

蓝莓含有丰富的花青素，是一种能够保护视网膜色素上皮细胞的抗氧化剂，对视力发育有一定积极的作用。而且它味道酸甜，大小合适，不需要去皮吐籽，很多宝宝喜欢吃。但需注意其中的多酚类物质能抑制消化酶的活性，胃肠不好的宝宝容易胀气，因此要从非常少的量开始添加。

DHA

属于 ω-3 不饱和脂肪酸，是神经细胞生长、发育和维持功能的主要营养素。此外，它还是视网膜的重要组成部分，能促进视网膜感光细胞的成熟，对婴幼儿的智力和视力发育都很重要。

硬质食物

经常给孩子吃一些有一定硬度的食物，比如胡萝卜、水果、甘蓝、动物软骨、豆类等，可以增加孩子的咀嚼频率与力度，还可能对视力有保护作用。日本有学者曾为此做过调查,结果发现,常吃细面条一类软食的孩子很少使用下巴部分的咬肌,这可能与视力异常有一定关系。研究表明,在常吃不需咀嚼力的柔软食物的学生中,视力差的人较多;而常吃硬食者,视力差的人较少。咀嚼力可增加面部肌肉包括眼肌的力量,使之具有调节晶状体的强大能力,延缓近视的发生。

甜食、碳酸饮料要谨慎

成人的食品一般含有较高的盐和糖。辅食中自带的糖已经能够满足宝宝需求,额外给 1 岁内的宝宝增加糖摄入,会给他们的肾脏造成巨大的负担。另有文献提及,过量摄入糖分可能会导致眼球巩膜组织的弹性降低,眼球前后径过长,从而引发近视。

> **总结**
>
> (1) 爸爸妈妈们可以在宝宝满 6 个月后开始添加辅食,纯母乳喂养的宝宝如果母乳不太够,也可以稍微早一点增加。
>
> (2) 添加辅食一定要注意,无论是数量还是种类,都应该遵守循序渐进的原则:由简单到复杂,由少到多,由稀到稠,由细到粗。
>
> (3) 有助于宝宝视力的营养素有叶黄素、维生素 A、DHA 等,我们在辅食中可以添加绿叶蔬菜、蓝莓、猪肝、鱼、虾、牛奶、豆制品等制作的辅食。

第三节 和宝宝玩耍的同时检查视力

 宝宝怎么检查视力?

 适合宝宝的视力卡,玩耍的过程中就可以检查视力。

虽然宝宝在妈妈肚子里的时候就已经可以睁开眼睛,但那个时候是看不见东西的，足月生产时宝宝的视网膜血管才刚刚发育成熟。

6个月以前，虽然宝宝们普遍喜欢具有强烈对比的颜色，但是看见的世界仍如一部模糊的"黑白电影"，直到1岁后，他们才能更好地分辨颜色和调节焦距。随着年龄增长，宝宝的视觉功能也会逐渐完善。从怀孕开始到出生后3年是视力发育的黄金时期，这一阶段，父母需要特别关注宝宝的视力和视觉功能发育，从而在"护眼"工作中抢占先机。

一、黑白卡片与彩色卡片

宝宝在刚出生时，所看见的世界是模糊的黑白影像。宝宝们的双眼运动还不协调，无法对焦，只能看到物体的轮廓和感受光线的明暗。为了促进视觉功能的发展，宝宝需要足够的视觉刺激。

0～3个月是宝宝的黑白视觉期，在此期间，父母应该通过黑白卡片，特别是那些对比强烈的图案，如同心圆和有视觉空间频率的正方形图片，来训练宝宝的双眼聚焦能力和空间分辨能力。

宝宝出生后半个月就可以进行黑白卡片训练。先让宝宝躺在舒适的地方，父母拿着黑白卡片在宝宝眼睛15～25厘米处晃动以吸引宝宝的注意力。缓慢移动的同时轻声问道："宝宝你看，这是什么呀？"观察宝宝对卡片的注视反应。起初，宝宝可能没有任何反应，但一旦他的视线固定在卡片上，表明他对图案产生了兴趣。此时父母应以缓慢而清晰的语速解释卡片上的图案是什么。新生宝宝第一次看卡片的时间是7～10秒，当宝宝的注视时间减少，很快就转移视线时，表明他已经熟悉这张图片了，可以更换新的图案进行观察，这个过程称为注视法。当宝宝注视黑白卡片时，还可以慢慢按照"左-右-中-上-下"的顺序移动卡片，观察宝宝的双眼是否协同跟随卡片方向转动，这就是追视法。考虑到宝宝精力有限，每次时间应控制在20秒以内。如果宝宝不看或不追踪卡片，家长要注意宝宝是否存在斜颈妨碍转头，或者眼底是否有异常，这些都可能影响宝宝视线转动。

3～12个月是色彩视觉期，要重点训练宝宝的对比敏感力、色彩分辨力和空间视觉意识等。此时他们需要的是颜色对比鲜明的图像和玩具，但也要注意从简单到复杂、慢慢过渡视觉刺激。

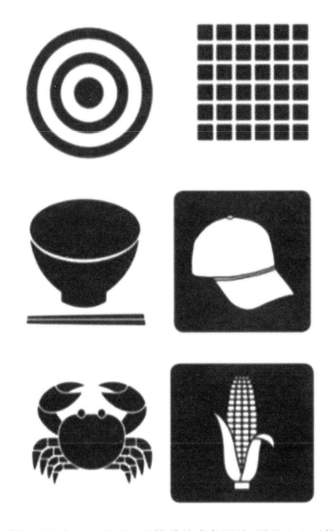

　　首先，家长可以向宝宝展示一些简单的彩色图片，增强宝宝对物体颜色、形状的认识。随后，逐渐引入颜色组合更丰富、细节更详尽的彩色卡片或玩具，以增强宝宝的色彩分辨力和观察力。在此过程中，宝宝可能还无法完全理解他们所看到的事物，而是出于感受和认识的状态接触事物。例如，他们可能不会将书本视为阅读材料，而是把它当作一种玩具，他们会好奇地翻开书本，每翻一页就发现新的图案或文字，这种新奇感会让他们觉得书本很有趣。

　　在进行视觉训练的时候，还可以经常和宝宝进行互动交流。虽然宝宝可能看不清父母的面容，但他们能通过熟悉的声音和气味感知父母的存在，这种亲

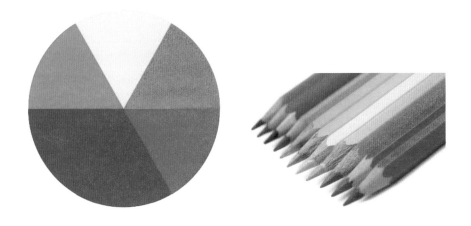

近感让宝宝感到安全。这种交流不仅能加深家庭成员间的情感联系，而且可以提升宝宝的专注力。对话可以引起宝宝的注意，如果父母在说话时缓慢移动，宝宝会尝试转头追视，这也有利于他们感知能力的发展。

二、边玩边查宝宝的视力

许多父母会问："婴幼儿可以检查视力吗？"虽然婴幼儿不能主动合作，传统视力检查难以配合，但是我们可以通过一些游戏来初步判断宝宝们的视力发育情况。

追视游戏

准备3颗颜色不同的小球。在宝宝面前轮流抛掷，观察宝宝的视线是否能跟随小球的运动，这测试了宝宝的"追视能力"。还可以把一个直径约10厘米的红色球，放在距离宝宝眼睛15～20厘米处，1个半月时宝宝的眼睛能随着红球自右向左或自左向右跟至中间。4个月时宝宝的双眼能随着红色球移动180°。

照镜子游戏

在一面能反射宝宝全身的镜子前，引导宝宝看镜中的自己和大人的模样，并通过做出夸张的表情吸引宝宝注意。

追光运动

对于 1 岁以内的宝宝,我们只能通过大概的方法来判断宝宝的视觉。比如用手电筒在宝宝眼前晃动,观察宝宝是否会追随光源。正常的宝宝会被光吸引,并尝试追踪。

毛线团游戏

使用宝宝喜欢的玩具,如毛线团,放在宝宝眼前半尺处移动。一般视力没有问题的宝宝都会去追随这个物体,尝试用手去抓。这些能够大致看出来宝宝的视力是否有异常。

交替遮盖

如果怀疑宝宝视力有问题,可以通过交替遮盖一只眼睛的方式来判断哪一只眼睛出现了视力的问题。比如,用手捂住宝宝的一只眼睛时,宝宝高兴地大笑或挣扎反抗,而捂住另一只眼却没有这种反应,说明这只眼睛的视力可能有问题,应带宝宝去看眼科医生。

为了帮助宝宝更好地发育视力并感知世界,父母可以在日常生活中注意以下几点:

(1) 在婴儿床上悬挂颜色鲜明的、带响声的玩具吸引宝宝的注意,并定期变换位置。

(2) 用蒙着不同颜色的布的手电筒吸引宝宝的注意,在距离宝宝眼睛 30 厘米左右的地方,沿着水平方向和前后不同方向慢慢移动,来吸引宝宝的注意力,这样有利于提升宝宝对光线的敏感度。注意光线不能太亮,手电筒的位置尽可能地多变,多和宝宝说话并变换孩子的姿势。当然这些训练最好由专业的康复人员进行指导,在宝宝状态比较好的时候进行 20～30 秒,时间不宜过长。

(3) 通过反复掀起和放下轻薄的遮光布,给宝宝提供明暗变化的刺激。这还能让他们感知世界白天亮、晚上暗的自然光变化规律,为良好作息打下基础。

(4) 不管是平时还是亲友来探访,多让宝宝观察人脸,尤其是父母的脸。

(5) 经常带宝宝观看远处风景,让孩子接触更多的感官刺激。

（6）挑选识物小卡片时可以选择宝宝日常生活中能见到的事物的图案,如奶瓶、水果、食物等;轮廓图案可以提升孩子的感知能力;具有细节特点的图案可以提升孩子的观察能力和注意力。

出生周数低、出生体重轻的早产儿,因视网膜尚未发育完全,容易存在早产儿视网膜病变,应尽早进行视网膜检查,定期追踪视力发展。此外,早产儿更易患有高度近视和散光,因此建议早产儿在 6 个月大时,运用光学仪器来检查眼睛的屈光度数,以便明确是否有视力相关问题。

第四节 "抓周"的奥秘

 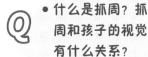

- 什么是抓周? 抓周和孩子的视觉有什么关系?

- 抓周是周岁礼中的一项重要仪式,孩子根据自己的兴趣随机抓取家长摆放的物体。
- 抓周的过程也体现了孩子视力和动作的发育。

抓周,又称为抓阄。很多地方都有抓周的传统风俗习惯,在孩子 1 岁生日那天,家长们会铺一块红布,在红布上摆满事先准备好的各种东西,比如笔、书本、尺子、钱币、算盘、玩具等,一应俱全,然后让孩子凭着他们的直觉抓取。如果抓到了笔,说明孩子以后可能会成为一名作家;如果抓到了书本,说明孩子将来喜欢看书、学习很好;如果抓到钱币,说明孩子以后具有生意头脑,会很富有……小时候我在抓周活动中抓到了一把尺子,许多人开玩笑说我将来可能会成为裁缝。然而,我的父亲,一位数学教师,解释说这代表我将来数学会很好。这种活动,实际上更像是一场家庭游戏,反映的是父母对孩子未来的美好希望和祝福。

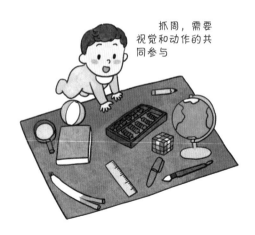

抓周，需要视觉和动作的共同参与

抓周除了是孩子1岁生日的纪念方式以外，还是视觉和动作发育的里程碑。这个活动意味着他们将在视觉上更多地接触新事物。这种幼儿发现自己知道的东西时所产生的喜悦，就是他们早期认知活动的开端。

抓周开始时，宝宝们的第一步就是用眼睛看，找到自己感兴趣的东西。

虽然新生儿视力模糊，主要看到20厘米以内的物体，且只能辨识黑白，但到1岁时，他们的视力发展到0.2～0.3，能够看见色彩并感知立体形状。在这个过程中家长需要仔细观察孩子眼睛的健康状况，比如是否正常睁开眼睛、黑眼珠大小是否正常等。如观察到任何异常，如眼睛发红、畏光或流泪，应及时就医，以免错过治疗早期眼病的最佳时机。

除了看之外，宝宝在抓周时还会听周围的声音，这是一个需要神经系统和感知觉发育的行为。有一个口诀描述了孩子在1岁以内的神经发育过程：

一哭三笑四认母，七抓八语周逗人。

新生儿出生时大脑皮质具有一些功能，如宝宝偏爱某些面孔、试图记忆和理解语言。到了2～3个月，一些主要掌管吃喝和情绪反应的部位开始发育，宝宝有了面部表情，会微笑。大脑一些对应的区域也开始发展，这时期属于感觉运动阶段。5～6个月时，宝宝可以辨别熟人和陌生人，看到吃的也会表示开心。到了8个月，宝宝开始能够短时记忆，认识物体，还会观察大人的行动。1岁时宝宝已经可以模仿大人的动作，对待不同的人和事物也有了喜欢和不喜欢的区别。

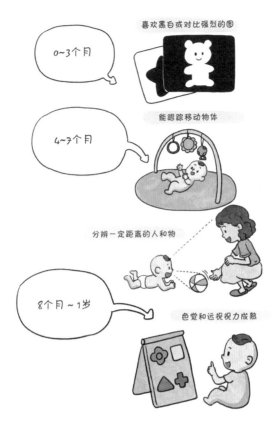

在抓周仪式上选择自己感兴趣的物品时,有的宝宝可以自己跟跟跄跄地走过去,有的宝宝可能要牵着爸爸妈妈的手走,还有的宝宝小腿一蹬就往那边爬。这不仅是一个视觉选择过程,也涉及大运动技能的发展。宝宝1岁前的动作发育也有一个口诀:

二抬四翻六会坐,七滚八爬周会走。

这个口诀的意思是,宝宝2个月在直立或俯卧时能抬头;到了4个月,坐位时抬头很稳,可以从仰着躺变成侧躺,可以用两只手支撑抬起胸部;6个月时宝宝已经能双手向前撑住,独坐一会儿了;7个月时宝宝可以有意识地从趴着翻身到躺着,然后从仰卧再翻到趴着,还可以自己独坐很久;到了8个月大,宝宝可以用两只手向前爬了,会自己坐起来、躺下去,还会慢慢扶着栏杆站起来;11个月到1岁时,宝宝逐渐从推着推车走几步路到可以独立站一会儿,还可以自己走了。孩子的生长发育虽然按照一定的规律发展,但也在一定范围内受到遗

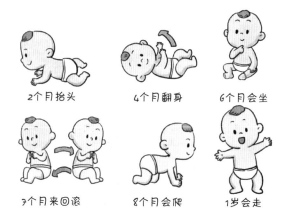

2个月抬头　　　4个月翻身　　　6个月会坐

3个月来回滚　　　8个月会爬　　　1岁会走

传和环境的影响,所以存在很大的个体差异,每个孩子的生长发育都有自己独特的轨迹,宝爸宝妈们也不必过分担心,必要时咨询专业的医生就可以了。

回到抓周,当宝宝终于来到感兴趣的东西面前,就会伸出小手抓取。

可千万别小看这个抓的动作,这可是宝宝动作发育的重要表现。如苏霍姆林斯基所言:"儿童的智力在他的手指尖上。"宝宝的生长发育遵循由上到下、由近到远、由粗到细、由低级到高级、由简单到复杂的规律。重要动作的发育过程,也是从整体的、粗大的动作到分化的、特殊的精细动作。精细动作的发展主要是小肌肉主导的细小动作,包括手腕、手和手指的运动。与此同时,精细动作发展还包括手眼的协调能力。

新生儿的小手总是紧紧攥成拳头,如果轻轻地碰他的手掌,他可能会把拳头握得更紧。2～3月的时候,宝宝双手握拳的紧张度逐渐降低,有时还会主动把手伸进嘴里,这是宝宝精细动作开始发展的重要标志之一。到了4个月时,宝宝开始喜欢玩弄自己的小手。5～6个月时,宝宝的手眼配合已经基本协调,大拇指和其他四指也分开了,可以每只手各抓住一样东西。6个月后,宝宝的动作更加灵活。9～10个月时,宝宝已经可以用拇指和食指对捏拿起小物品了。1岁时,宝宝拇指、食指的动作已经相当熟练,并且能够理解手中抓着的玩具与掉落在地上的玩具之间的因果关系,用眼睛看着、用手指着扔掉的玩具。

因此,抓周不仅仅是一个简单的文化仪式,它标志着宝宝在第一个重要的成长阶段中的多方面发展,为家长提供了一个观察和评估孩子早期发育阶段的机会。这个活动揭示了宝宝从出生到1岁期间在视觉、认知和大运动技能上的进步。无论做了什么选择，宝宝都能获得亲朋好友们的美好祝福。

> 🔊 **总结**　　　　　　　　　　　　　　　　　　>>>>>>
>
> 　　抓周不仅仅是1周岁时让孩子随机抓取物体的简单活动，除了给孩子带来祝福，为家庭增添乐趣外，这项活动需要孩子视觉、听觉和动作等多个身体系统的共同参与。1年中孩子从最开始的模糊不清和灰色到清晰明亮和色彩斑斓，能爬向或走向感兴趣的东西并用小手抓取，这是孩子发育的重要里程碑。

第五节　多晒太阳，不晒眼睛

Q • **怎么科学地晒太阳？**

A • 晒太阳时要采用合适的方法避免紫外线对眼睛的影响。

　　我第一次在门诊见到小静的时候她刚上初二，小姑娘个子小小的，戴着一副厚厚的眼镜，皮肤白白净净，不怎么爱说话，我想着这姑娘人如其名，很文静。轮到她们就诊时，她的妈妈透露，"我们家小静从小就不喜欢和别的小朋友玩，平时老待在家里看书。她马上要升高中了，学业压力大，她就更不愿意出门了，整天窝在小房间里，近视度数也一直在涨。"我问小静的用眼习惯怎么样，出门玩耍、活动多不多，她的妈妈说："她坐姿和握笔姿势倒是很端正的，就是上一次见太阳都不知道是什么时候了，平时休息也是看看课外书，或者在家里逗逗猫，不怎么爱出门。"

　　我一听，这怎么行呀！万物生长靠太阳，阳光、户外自然的光线对眼睛大有裨益，我们把它叫作"目浴阳光"。适量的户外阳光能够刺激视网膜产生多巴胺，这种被称为"快乐激素"的神经传导物质能有效抑制眼轴的延长、预防近视的发展。此外,阳光还能促进维生素D的合成,有助于骨骼健康。在情绪方面,阳光除了可以促进多巴胺的合成外,还可以影响我们大脑中5-羟色胺的分泌,这是一种类似多巴胺的神经传导化学物质,它可以让人情绪稳定、内心平静,也被称为"幸福激素"。所以有的人会发现,天气晴朗的时候人的心情也会特别开阔,而不开心时在太阳底下走一走也可以恢复能量。晒太阳对于改善心理健康、稳定情绪和提高睡眠质量都有所帮助。

阳光是大自然馈赠给我们的礼物,然而,如何正确地晒太阳也是一门技术活,如何才能做到晒太阳而不晒伤眼睛和皮肤,这里头可是有学问的。

紫外线是太阳光中波长介于10～400纳米之间的光线。根据其波长不同,人们把它分为3个波段:长波紫外线A(UVA,315～380纳米),中波紫外线B(UVB,280～315纳米),短波紫外线C(UVC,200～290纳米)。UVA是导致白内障的元凶,UVB则可以导致眼角膜的病变。

晶状体是眼球的主要屈光结构之一,负责光线的折射和过滤紫外线。人出生的时候,眼睛还没有完全发育,晶状体很厚很圆,屈光度非常高。随着年龄的增长,眼球逐渐从短变长,晶状体的外层开始生长,内层慢慢萎缩,屈光度不断下降,从比较圆、厚变成比较扁、薄。大部分400纳米以下的光在穿过成人晶状体时都会被吸收,然而,400纳米以下、300纳米以上的光却能够轻松穿过儿童晶状体,到达最敏感脆弱的终点站——脉络膜和视网膜,因此儿童更易受到紫外线的伤害。有研究表明,儿童每年的紫外线暴露是成人的3倍。随着吸收的紫外线不断累积,晶状体会逐渐浑浊,变白变黄,逐渐发展成白内障。高原地区

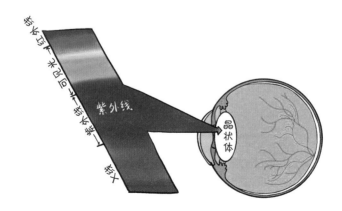

白内障发病率高，发生年龄早，和紫外线的照射是有密切关系的。

那这阳光到底是该晒还是不该晒呢？其实，晒太阳的利弊并不矛盾。一是剂量问题，我们都知道，抛开剂量谈结果是没有意义的，剂量的大小决定了药物的好处和坏处，阳光也是一样，晒太阳不足和晒太阳过度都不利于我们的身体健康。二是如何正确利用阳光这把"双刃剑"，晒太阳，究竟应该怎么晒？

第一，不要直视太阳。虽然大多数人都知道直视太阳的危害，但仍有少数人尝试如"太阳注视法"来锻炼眼睛，甚至在没有任何防护的情况下观察日全食，导致严重的视网膜损伤或永久失明。除了避免直射阳光外，还应注意沙滩、水面或其他表面的反射光，这些也可能对眼睛造成伤害。特别是在孩子散瞳后，更应避免强光直射。

第二，要在科学的时间晒太阳。儿童、青少年每天在户外阳光下活动的时长尽量保证不少于 2 小时，推荐在上午 10 点前和下午 4 点后晒太阳，避免在中午时分（大约从上午 11 点到下午 3 点）直接暴露在阳光下，因为那时的紫外线最强，不仅增加了眼睛受损的风险，还容易导致脱水或中暑。炎热的夏天如果不得不在这段时间外出，也要尽量找阴凉处，并戴好防晒用品。

美国视光协会和美国眼科学会都强调，不论年龄多少，太阳镜都是必需的，尤其是对儿童。我家儿子两岁前出门，我一定会把他眼睛周围区域保护得严严实实的。年龄太小不能戴太阳眼镜时，我就给他戴上有护颈布的宽檐帽子，这样侧面的光线也能防护。邻居见了都打趣，"妈妈给你防晒做得太好了"。

很多家长为了好看好玩，会给孩子选择一些五颜六色、卡通造型的塑料有色眼镜。不合格的儿童太阳镜虽然外观看上去都是茶色镜片，但制作工艺十分粗糙，不仅不能等比例阻挡紫外线，无法保护眼睛，有时候还会有离焦度数。儿童的视力及视功能正处在发育的关键时期，如果经常佩戴这种质量不合格、具有离焦度数的太阳眼镜，反而会加重眼睛的负担，引起视疲劳，有导致近视、弱视等潜在风险；一些设计不良的太阳镜还容易破碎，对于爱玩闹的孩子，眼睛有受伤的风险。

我在门诊遇到过一个令我印象深刻的孩子，他年纪尚小，但近视程度却不断加深。仔细询问发现，家长并不近视，小朋友也很少使用电子产品。正当我百思不得其解的时候，爸爸从包里拿出一副橘黄色螃蟹造型的太阳镜给孩子玩。随口询问才知道,原来小朋友特别喜欢这些有趣的太阳镜,把他们当作玩具。爸爸一看这眼镜也挺便宜的,便买了很多不同形状和图案的太阳镜,如青蛙、苹果、向日葵等,许多都是可以翻盖的。孩子无论在家还是外出,都喜欢戴着这些太阳镜。突然间,我灵光一现,请求验光师测量了这些太阳镜,结果让人震惊:这些太阳镜的球镜顶焦度偏差不符合标准,实际上具有一定的度数。孩子长期配戴不合适的太阳镜,就类似于我们在科学研究中给动物配戴眼镜以制造实验性近视动物模型,久而久之近视度数就持续增加了。

这一经历深深触动了我,提醒我临床上没有小事。细节往往决定成败,医生的一点思考和一句多问,有时可以为患者及其家庭带来巨大的帮助。为此,我们几位眼科同道联合眼镜行业协会等相关部门,发布了一项儿童太阳眼镜的规范。这些标准不仅包括球镜度、散光度、棱镜度等光学特征,还包括太阳镜镜架的耐疲劳强度、鼻梁变形和镜片夹持力等物理性能,以及对光线透射比和耐光辐射的要求。戴太阳眼镜的时候因为进入眼睛的光线减少了,眼睛的瞳孔放大,此时如果太阳眼镜的质量不合格,没有等比例地阻挡紫外线,那么进入眼睛的紫外线量非但没有减少反而增加了,不知不觉造成了对眼睛的伤害。

随着社会的发展,越来越高的大厦、越来越密的楼距、越来越重的生活压力,让我们接触的阳光越来越少。在做好防护的前提下,我们更应该到户外走走,亲近自然,接受阳光带给我们的馈赠。

总结

(1) 晒太阳可以有益于近视防控、补充维生素 D、改善情绪等;但不适当地晒太阳会增加白内障和老年性黄斑病变的发病风险,还可能引起角膜炎、翼状胬肉和皮肤病等。

(2) 我们要科学地晒太阳,尤其是视觉系统发育仍未完善的小朋友,不能直视太阳。

(3) 要在科学的时间晒太阳,比较推荐的时间是上午 10 点前和下午 4 点后;并且一定要科学地选择防晒用具,为孩子挑选质量合格、安全的太阳眼镜。

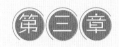

第三章

3~6岁:爱眼护眼养成记

第一节　识物读图,教会宝宝看视力表

Q ● 爸爸妈妈们怎样通过视力表检查宝宝视力?

A ● 学龄前儿童可使用儿童视力表,理解、配合度较好后可使用常规E字表。

● 视力表的原理与视角、视标有关。一般两侧的数字代表了能看清该行视标的视力。以E字表为例,检测时需要先让孩子理解E字开口方向,再让孩子先遮盖一眼,单眼自上而下辨认E字开口方向,直到不能辨认为止。

　　说起视力表,大家应该都不陌生。这一工具自100多年前问世以来,随着时间发展和人们对视力的认识不断进化,表面看似普通,实则包含深奥的科学原理。

　　为什么我们的视力表要用E,而不是A、B、C、D呢? 许多人可能会猜测,这是因为"眼睛"(Eye)的首字母。其实,选择E是因为它具有特殊的网格结构。

视力表上让我们来辨别的符号叫作视标。视力表的设计基于视角原理,即从眼睛到两个外界点发出的光线在眼内交汇形成的角度。视网膜上的视锥细胞和视杆细胞能够分辨的外界两个分离的物点与眼内节点形成的夹角叫作最小分辨角。

100多年前,国际上已研制出多个版本的视力表,但由于视力检查结果难以互通,学术交流受阻。1909年,国际上制定了一种以小数记录的"国际视力表",我国也根据这一标准采用不同朝向的字母 E 作为视标。英文字母 E,具有方正的栅格结构。三划等长的字母 E 将空间划分为大小均匀、紧密相连的阵列,每一笔画和空隙都是正方形的五分之一,也就是说,E 恰恰符合严格的视角分辨率的设计意义。

字母 E 有明显的开口位置,便于测试时指出开口方向。但同时也因为方方正正的"E"开口只有一边,没有明显尖角,视力模糊的情况下很难蒙对方向。另外,E 的栅格结构对于识别散光也有帮助。例如,在同一行中若能区分 E 的左右开口而难以辨认上下开口,则可能提示存在一定程度的散光。

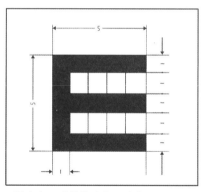

E具有方正的栅格结构,将空间划分为大小均匀、紧密相连的网格阵列

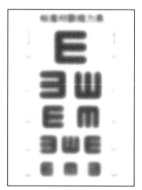

看不清则很难猜对开口方向

一、我是这样教孩子看视力表的

所有视力表都是 E 字表吗?

也不是。

美国用的 Snellen 视力表,是最早的、也是世界上仍广泛使用的视力表,由

各种拉丁字母组成；日本用的 Landolt C 字表是以带有间隙的环形作为视标的视力表，看上去则像有缺口的 C。和上下左右四个开口方向的 E 字表相比，C 字表有 8 个开口方向，蒙对的概率更低，识别的难度也更大。我们国家招收飞行员测视力的时候，用的就是 C 字表。

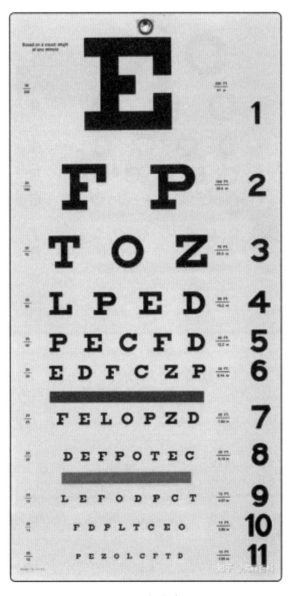

Snellen 视力表

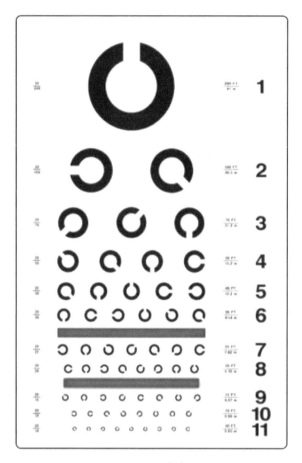

Landolt C 字表

学龄前儿童处于视觉发育的关键期及敏感期,他们的视觉发育极具可塑性,如果在这个时期的视力筛查发现问题,能够及时、尽早地进行规范的诊断与治疗,则具有重要意义。

幼儿园的孩子理解和配合度有限,不能很好地理解 E 字视标,同时检查过程中孩子会失去耐心,使用普通的视力表往往不能反映真实的视力水平。包括圆、房子、苹果、正方形 4 个图形视标的 Lea Symbols 视力表就是专为这个年龄段孩子设计的。

Lea Symbols 视力表配套了画着 4 种视标的卡片。就像识物卡片一样,检查前爸爸妈妈需要先教会孩子哪个图形对应哪种物品。我们可以拿起一个苹果递给孩子，让她捏一捏摸一摸，让孩子感受这种水果的外观、形态，告诉她，这是苹果；再指着"苹果"的卡片告诉孩子，这种中间有个小凹的圆形，画的就是苹果，这时孩子对她手中、眼里看到的东西的感知往往比我们举着卡片一遍一遍地教更加深刻、具体，也会饶有兴趣地开始他们的第一次视力检查。有文献报道，2岁半的孩子已经可以用Lea Symbols视力表进行视力普查了，而且识别度高，结果可靠。

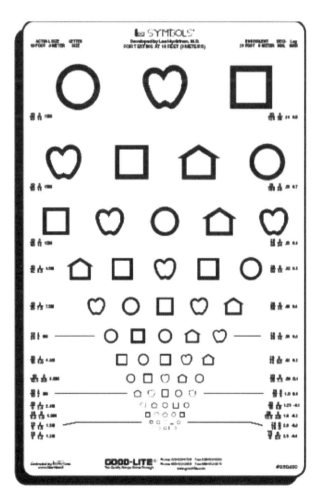

Lea Symbols 视力表

等孩子再长大一些，我们就可以教会他们如何看E字。我会用几根吸管摆出"日"字形，引导孩子移去一根吸管，变形为字母E。这种动手活动往往能激起孩子的兴趣,他们会迅速参与进来。当孩子正确摆出后,我会表扬他:"去掉一根吸管后,框架就缺了一个口,变成了E,这根吸管的位置就代表E字的开口。"接下来,我们像变魔术一样,把整个图形转来转去——E开口向右的时候,就是正常的英文字母E,像一把梳子;E开口向上的时候,就像汉字的"山"一样;E开口向下,就像是能从中间推开的一扇门;E开口向左的时候,就像汉字"雪"的下半部分。

等孩子明白了这几个视标的区别,我再告诉他需要他配合做的事情:"你看等会儿医生指到哪个图形,你就大声地告诉我开口向哪边,就像我这样做。"说着我指着某一行字,同时手指指向上方:"这是向上的。"

"向上的!"孩子们喜欢模仿和复读,大都会跟随我的节奏。每次他答对了,我都会给予积极的肯定和反馈:"你说得很对,真厉害!"

这样练习几轮后,孩子一定能很好地理解并且配合整个流程,然后我们再让孩子先遮盖一眼,单眼自上而下辨认E字开口方向,直到不能辨认为止。这样,在家自测视力也就不再是难事儿了。

二、孩子的视力到底是多少?

临床上最常用小数记录法来表示视力。市面上常见的视力表两边的数字代表了能看清这一行视标所对应的视力。

公式规定:$V = 1/a$

其中 a 表示在标准检查距离处,视标一画在眼节点形成的视角(分)记录。

就是说,视力是视角的倒数,如果视角是 5 分的话,视力就是 $1/5 = 0.2$。而作为标准视标,E字每一个笔画的宽度和间隙,在视网膜上的投影都恰好是

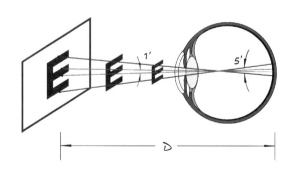

1分视角，如果孩子在标准距离处能看清，那视力就是1.0。

细心的家长也许会发现一个有趣的事情，视标是等比缩放的，视力记录却是等差增减的。没错，看似简单的视力检查却涉及复杂的视觉心理与物理学原理，因为光学的刺激是个物理过程，视觉系统的应答是个心理过程。关于视力的检查，韦伯-费希纳定律曾这样描述：在绝对阈限之上，主观的感觉强度与刺激强度的改变，两者间呈对数的关系，亦即，刺激强度如果按几何级数增加，而引起的感觉强度却只按算术级数增加。所以，视力表的视标大小是按几何级数增加的，而记录的数值却是以算术级数增加的。

理想的视标增率需同时满足2个条件：比值恒定和间隔适宜。早期视力表的视标增率是不一致的，导致了视力的不均匀表达。20世纪50年代，我国缪天荣教授在1′和10′视标之间均匀地插入8行视标，这也就是我们最常用的标准对数视力表。

很多爸爸妈妈会在家里墙上贴一个身高记录挂画，其实可以再准备一份儿童视力表，定期记录孩子的视力发展。虽然这种方法并非百分百精确，但在相同的环境条件下，前后比对仍能有效反映出潜在的视力问题。我们更关注的是视力的动态变化，例如，如果孩子的视力从之前的0.8突然下降到0.6，就应该警惕是否存在近视的快速进展。

我常和家长说，如果家里有5米长的空间，比如房间、走廊，家长就可以买一幅印刷的标准对数视力表，并将1.0视标的位置调整至与孩子眼睛同高。在自测时，确保充足的光线，让孩子站在指定位置，回答视力表上的问题。视力表旁的数字列即表示孩子的参考视力，直接读数即可。如果不方便在走廊挂视力表，而房间又无法留出5米的空间，家长可以在对面墙上安置一面镜子，通过反射延长人眼与视力表的距离。这种情况下，房间只需保持2.5米宽即可。然而，这一方法对镜子的质量和光线条件有较高要求，如果镜子变形或光线不足，就不太适合。医院中的视力测试通常会使用带灯箱的视力表来确保满足特定照度要求。

标准对数远视力表

5米读数 5分记录 （小数记录）		3米读数 5分记录 （小数记录）
4.0 (0.1)		3.8 (0.06)
4.1 (0.12)		3.9 (0.08)
4.2 (0.15)		4.0 (0.1)
4.3 (0.2)		4.1 (0.12)
4.4 (0.25)		4.2 (0.15)
4.5 (0.3)		4.3 (0.2)
4.6 (0.4)		4.4 (0.25)
4.7 (0.5)		4.5 (0.3)
4.8 (0.6)		4.6 (0.4)
4.9 (0.8)		4.7 (0.5)
5.0 (1.0)		4.8 (0.6)
5.1 (1.2)		4.9 (0.8)
5.2 (1.5)		5.0 (1.0)
5.3 (2.0)		5.1 (1.2)

⊙ 小贴士　　我家娃视力只有 0.6，该不会是近视了吧

　　一天下午，差不多放学的时候，一位妈妈急匆匆带着孩子来到诊室。

　　"柯主任，孩子幼儿园体检结果刚出来，视力只有 0.6……视力这么差是不是近视了，孩子还那么小，我赶紧就带来您这里看一看。"

　　"先别急，孩子今年多大啦？"

　　"3 岁半了。"

　　"3 岁孩子的视力标准值就是 0.6，你家孩子已经达标了。"

　　"啊……那他们有的孩子视力都 0.8、1.0 了，我还以为宝宝近视了呢。"

　　"真正要担心的反而是那些孩子的家长，有的时候视力发育得太快往往伴随着远视储备的不足，孩子在未来可能更容易近视。现在您孩子 3 岁，视力是正常的。如果您比较担心，可以做一次全面的眼科检查，把屈光档案给建立起来。"我一边看她的报告，一边安抚孩子妈妈。

　　视觉发育是一个渐进的过程，视觉系统在出生后不停地发展变化。研究显示，孩子直到 8 岁才基本完成正视化过程。1 岁孩子的视力可能在 0.2～0.3，2 岁在 0.3～0.5，3 岁在 0.6，4 岁在 0.8，直到 8 岁，孩子的视力才会接近成人正常视力的 1.0。因此，我们应该根据不同年龄的视力标准和屈光参考值来评估孩子的视力，而不能简单地以 1.0 的标准一概而论。曾经有家长无意中提到，自己的孩子视力非常好，能清楚地看到他们看不清的高空飞机。细问之下，孩子还在幼儿园，5 岁时视力已达1.0。经过扩瞳验光，结果显示孩子的远视储备明显低于同龄孩子，这种情况应提醒家长，孩子已经处于"相对性近视"状态，需要密切关注孩子的用眼习惯，保护视力，预防近视的发生和发展。

三、好的视觉的终点不只是 1.0

　　很多人都以为只要视力能达到 1.0 以上，就算是视觉功能正常了。实际上，1.0 的视力只能代表部分视觉功能正常，1.0 的视力也不代表没有近视。严

格地说,视力表所检查的视力是视敏度,是远视力并且是中心视力、静态视力,它反映的是视网膜最敏感的部位——黄斑区的功能,是人眼识别外界物体形态、大小的能力。

好的视觉可不是单纯有"1.0"的视力就可以。好的视觉需要双眼融合、平衡,产生良好的立体视觉、运动视觉,甚至还有昏暗环境下的中间视觉,最后和中枢神经系统进行沟通联系,建立完美的视知觉。

视力和屈光度数不是完全对应的

大多数情况下,近视的孩子是因为屈光度数的增加而导致裸眼视力变差,但这两者并不存在完全对应的数量关系。

视力的好坏由视网膜分辨影像能力的大小来判定,对于眼部问题只有近视的小朋友来说,相同的度数可以有不同的裸眼视力,相同的裸眼视力也可以有不同的度数。视力的结果,一方面取决于眼睛的屈光状态,另一方面也取决于人自身眼睛的调节能力。对于一个眼睛调节能力比较强的人,100度的近视可能裸眼视力能够达到0.6或者0.8,而对于一个调节能力比较差的人,100度的近视只能达到0.3或者0.2的视力。

视力1.0的孩子有可能没有近视,也有可能是近视甚至远视。一个孩子裸眼视力比另一个孩子好,不一定说明这个孩子的近视度数比另一个孩子浅。但对于同一个人,度数越高,裸眼视力一般就越差。

中心视力:远近都要能看清

中心视力包括远视力、近视力。

远视力主要是指看远处的能力,检查时孩子们站在距视力表五米的距离指认,这时指认出来的视力就叫作远视力。近视力指的就是看近的能力,孩子们取坐位,将近视力表放在离眼睛33厘米的位置来进行指认,此时测得的视力就是近视力。

看黑板,用到的是远视力;看书、写作业,用到的则是近视力。孩子们的调节能力通常较强,能够像自动变焦相机一样迅速从看远处到看近处进行切换。但随着年龄的增加,调节能力会下降,一些中年人在走路或观赏风景时可能看得很清楚,但在拿出手机查看屏幕时,眼睛需要一段时间才能调整到位。如果年龄再大了,调节能力进一步下降,看近处完全模糊不清,这就是老花(老视)。

三级视功能:形成凹凸有致的立体感

当我们交替遮住一只眼时,看到的景象是不是有细微的区别?

眼前的电脑、书本可能有些许的移位,有些角落的东西,可能在另一只眼的视野里完全看不到。这是因为我们的左右眼在不同的位置接受光线,看物体的角度也就稍有不同。

但是,为什么我们看到的景象却只有一个呢?

这都是大脑的功劳。大脑负责将来自双眼的图像融合起来,对于大多数人,这个融合过程毫不费力。两只眼睛共同看向空间同一位置,双眼图像信息通过视网膜接收,沿视觉知觉系统传入大脑,视觉中枢再将双眼视觉信号进行综合、分析、整合,形成一幅轮廓清晰、细节分明、三维立体的景象,从而有了对

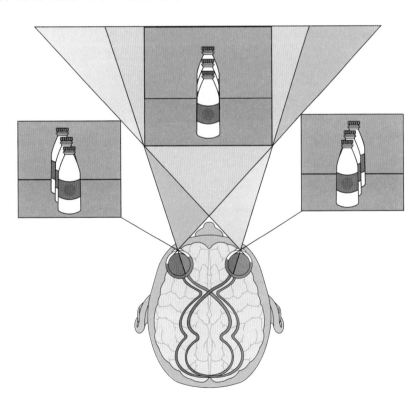

远近、高低、深浅和凹凸的感知。双眼视功能在临床上分为三级：同时视、融合视、立体视。

斜视是一种儿童常见眼病，斜视的孩子一眼注视目标，另一眼就偏离目标，难以形成融合图像。爸爸妈妈们如果观察到孩子眼球位置不匹配，看东西时有一些异样的行为，如歪头看东西、斜眼看人等，要警惕斜视的存在。6 岁前是视觉发育的黄金时期，12 岁前是双眼视功能建立的重要阶段，此时家长们发现问题，一定要注意及时就医，尽早矫正。有些孩子中心视力正常，但立体视力却异常。他们的视力可以达到 1.0，但是因为斜视的存在，大脑不能完美地将左右眼图像融合，大脑就会努力"欺骗自己"，抑制一只眼睛的输入，仅用另一只眼观察世界，创造出单一的、连贯的图像。此时，孩子还需要通过双眼视功能训练，来建立正常的双眼视功能，提高立体视力。

总结

（1）学龄前儿童可使用儿童视力表，理解、配合度较好后可使用常规 E 字表。建议爸爸妈妈在家中准备一张视力表，自我监测孩子视力的动态变化。

（2）视力表的原理与视角、视标有关。一般两侧的数字代表了能看清该行视标的视力。以 E 字表为例，检测时需要先让孩子理解 E 字开口方向，再让孩子先遮盖一眼，单眼自上而下辨认 E 字开口方向，直到不能辨认为止。

（3）不同年龄段都有其对应的视力标准和屈光参考值，直到 8 岁左右孩子的视力才会达到 1.0，不能拿 1.0 的视力一刀切地衡量正在生长发育中的孩子。

（4）视力和屈光度数不是完全对应的，视力 1.0 的孩子不一定就没有近视，一个孩子视力比另一个孩子好，不一定说明这个孩子的近视度数比另一个孩子浅。但对于同一个人，度数越高，视力就越差。

（5）注意关注孩子的三级视功能是否正常，如有问题要及时就医、及时矫正。

第二节　走好智力和视力开发的平衡木

 ● 早教对视力有影响吗？

A ● 早教过程中过度地近距离用眼会影响孩子的视力。

当今社会，家长们普遍担忧孩子的早期教育，不希望孩子在起跑线上就落后，媒体上不断出现的 3 岁神童报道，各种早教和胎教广告也加剧了家长的焦虑。小朋友们接受教育的年龄越来越小，接触知识的方式也越来越多，如教学动画片、线上早教课程、早教图画书等。

我有一个小患者小文今年才 4 岁，上幼儿园前妈妈就制订了一个"日常活动表"：早上 40 分钟早教机，下午半小时图画书，每天雷打不动地进行。一段时间后小文妈妈发现他经常眯眼、频繁眨眼、揉眼睛，便紧急带他来就诊。扩瞳验光的结果显示，小文已经有 50 度近视。

过早和过度地不恰当用眼容易导致近视，随着近视的低龄化，儿童近视也趋于高度化。以前幼儿园里几乎看不到近视眼，现在却成了常态，尤其是在那些学习钢琴的孩子中更为明显。

我们都知道近视主要与遗传和环境两大因素有关，这两者的先后顺序就像"鸡生蛋还是蛋生鸡"的争论一样复杂。但不可否认的是，高强度的学习和持续的近距离用眼是导致近视的重要因素之一。尤其是在孩子视力发育的关键时期，过早用眼和长时间用眼容易给孩子的视力带来负面影响，我们不能以伤害眼睛为代价来追求早期智力开发。

一、不同类型的早教——"乱花渐欲迷人眼"

早教的形式有很多，早教机、图画书、迷你钢琴等层出不穷，这让一些家长不禁迷惑:这些早教工具是否对眼睛有不利影响呢?

　　视频设备类的早教机有统一化、标准化的好处,但并非适合所有孩子,比如远视储备较少,更易发展为近视的孩子。电子屏幕虽看似静态,但实际上存在一定的闪烁频率。在小屏幕上长时间专注观看,一方面会减少眨眼次数和眼球活动,导致眼部干涩、疲劳,甚至长期可能引发干眼;另一方面,睫状肌和眼外肌持续处于紧张状态,很容易导致视疲劳和调节功能紊乱,不仅与近视发展相关,还可能会影响眼睛的会聚功能。许多家长因工作忙碌,常将手机或平板电脑作为孩子的玩具或奖励,却未意识到这些设备对孩子眼睛的潜在危害。

　　对于其他类型的早教,比如阅读课、钢琴课等,用眼的时长和用眼习惯才是影响孩子视力的重要因素。年幼的孩子视觉调节能力比较差,眼部的神经和肌肉发育还不完全,长时间用眼,眼睛离电视、书本、钢琴的距离太近,不注意休息,用眼环境不好都有可能加速近视的发生和发展。

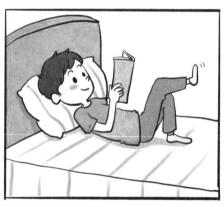

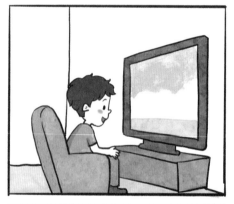

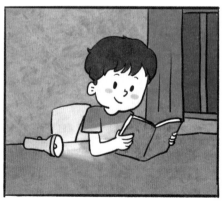

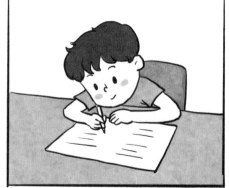

二、开发智力的同时不能过度开发视力

许多家长担心早教可能对孩子视力有害,会问是否应该避免早教。实际上,早教本身并非不可取,关键在于如何在不影响视力的前提下智慧地进行。

首先,早教应当尊重儿童眼球的自然发育规律,避免过度使用眼睛。虽然完全不使用眼睛是不现实的,但在必须使用眼睛时,应该培养孩子良好的用眼习惯。对于6岁以下的儿童,建议尽量减少接触电子产品。如果孩子需要观看屏幕,每次观看的时间应控制在20分钟以内,避免电子产品成为孩子的"电子保姆"。其次,应该为孩子创造良好的视觉环境,确保充足的睡眠和营养,选择字体较大、纸张无反光的书籍,以减轻眼睛负担。

其实早教不仅限于视觉,还可以通过多感官方式进行。

比如,我们可以用听的方式让孩子接受知识。悦耳的旋律、流利的英文、有趣的故事,都可以通过听觉给孩子带来愉悦的学习体验。父母亲自讲述睡前故事,不仅传递知识,也加深了亲子关系。

再比如,我们还可以用触觉开发孩子的兴趣。购买新玩具时,我们应该允许孩子自由探索如何使用,而不是急于指导。这种"没规则的瞎玩"可以刺激孩子通过触觉去探索新事物,锻炼手部灵活性。积木、七巧板和各种有趣的玩具也可以激发孩子的创造力和想象力。

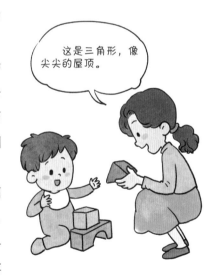

在带孩子外出的时候,也可以充分利用这些机会进行启蒙教育。比如,在商场中,孩子可以感受到人声、音乐声,观察各式各样的商品;在公园里,则可以聆听鸟鸣,观察不同的人和多样的植物。通过这些活动,孩子的感官世界得到了充实,同时也帮助他们将书本上的知识与现实世界联系起来。父母可以和孩子进行互动对话,比如询问"花在哪里呀",也可以发出简单的指令,如"帮妈妈拿两个杧果",考验孩子的观察力、执行力和数学概念。一些创造性的手工活动,寓教于乐,在

锻炼孩子动手能力的同时还深化了对知识的理解，也是很好的方式。

年幼的孩子不会主动表述，尤其是在视力刚开始下降时，这种状况常常被忽视。而单眼视力减退更是难以被察觉，但这个时候的早期治疗恰恰是最有效的。因此，家长需要培养良好的预防意识，定期带孩子进行视力检查。如果孩子出现揉眼、频繁眨眼、眯眼看物、看东西时身体前倾或拉扯眼角等行为，这些可能是视疲劳或试图看清楚东西的表现，家长应立刻警觉，并及时带孩子前往正规医院进行检查，确定是否为近视，并区分是真性近视还是假性近视。切勿等到孩子的眼轴已经明显延长后才后悔莫及。总的来说，早教是件好事情，怎么做到开发智力而不过度开发视力，需要家长们发挥自己的智慧，根据孩子的具体情况，量体裁衣式地设计、规划，确保孩子拥有一个健康的视力未来。

总结

在0~6岁年龄段，对眼睛的保护非常重要，家长们在早教时要注意不能过早、过度地使用孩子们的眼睛，可以多方位观察和培养孩子，选择合适的方法进行早教，通过其他感知觉如听觉、触觉和日常活动启发孩子的智力。

第三节　种下一颗爱护眼睛的种子

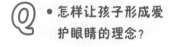 怎样让孩子形成爱护眼睛的理念？

 让孩子亲身实践、体会眼睛的重要性。

培养孩子的责任意识，爱护眼睛不是家长的任务，自己的眼睛需要自己来爱护。

有这么一个梗，"和当妈的交朋友，友谊的小船说翻就翻"。

当孩子小的时候，这样的对话常常发生。

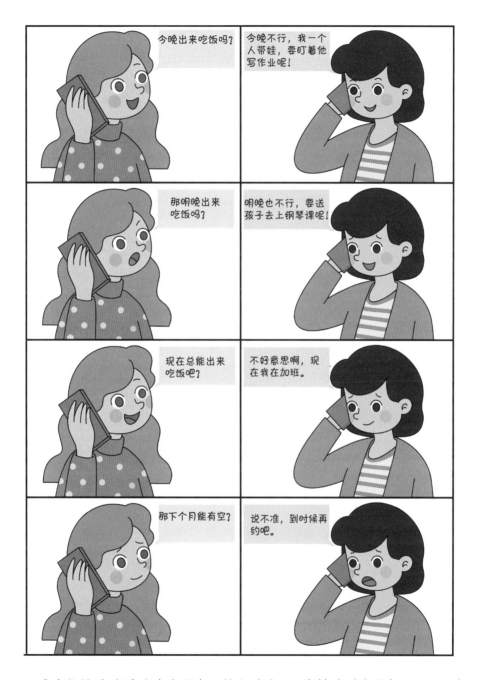

　　成为父母后，很多人会发现自己的生活重心逐渐转移到孩子身上。无论多忙，父母都应该亲自参与到孩子的成长中，尤其是在学龄前这一关键时期。这个阶段是孩子养成良好习惯的黄金时期，如果能在这时为孩子建立正确的用眼习惯、护眼理念,将来至少10年内都会让父母省心不少。

 小贴士1 　　　　　纸上得来终觉浅,实践方能出真知

　　我常常和我儿子说,眼睛很重要,要从小爱护眼睛,但是说归说,听归听,他还是似懂非懂。为了让他真正理解保护眼睛的重要性,我曾尝试与他进行一项小游戏。他需要完成3项任务:从房间走到客厅、从客厅走到厨房倒水、走到卫生间坐下,但他的眼睛会被蒙上。任务看似简单,但他在完成的过程中感到了极大的困难。站起身,不知道往哪里走,一步也迈不动;在没有墙壁可以摸索的地方,像个无头苍蝇一样乱转,小半圈过后还是在原地转圈。

　　"太难了,我不行。"他丧气地认输。

　　"这都是很简单的事情呢,平时你都能干好的。"

　　"可是我现在看不见,没有办法完成这件事情。"

　　"是的,所以你发现了吧,眼睛有多么重要,如果没有它的帮助,我们的生活简直是寸步难行啊。"

　　自己亲身实践的才是印象最深刻的。自此之后,他对保护眼睛有了更深刻的认识和自发的关注。爱眼护眼的种子一旦种下,随着时间的推移,它就会扎实地生根发芽。

 小贴士2 　　　　　做个小大人,学会对自己负责

　　孩子的成长不仅需要学习知识,更重要的是学会对自己的行为负责。父母经常一手包揽所有事情,比如追着喂饭、收拾乱扔的玩具,这会使孩子缺乏独立意识,感觉无须为自己的行为承担责任。这种依赖性的思维模式可能导致孩子在学习和生活中缺乏主动性和责任感。

　　在养娃的过程中,爸爸妈妈们一定要时刻提醒,孩子比自己缺少了二三十年的认知。很多时候,只给一个结论是不能被他们理解的。单纯告诉他们要保护眼睛、保持端正的坐姿、定时休息眼睛,并不能真正让孩子接受。孩子需要自己理解为什么要这么做,而不仅仅是因为父母的要求,这对于培养孩子自我负责的习惯至关重要。

比如我们可以引导他："眼睛很重要。我们每天洗脸、刷牙、吃饭、睡觉，照顾自己的身体，我们也需要照顾自己的眼睛。眼睛用久了会累，累了你就没办法玩你喜欢的玩具了。所以，你看一会儿书、玩一会儿游戏就要休息一会儿，来到阳台看看远方，让它恢复活力。妈妈会提醒你，但你需要自己来照顾自己的眼睛，好不好呀？"

所有这些事情虽然看似微不足道，但都在培养孩子的责任感。保护眼睛是孩子自己的责任，不仅仅是父母或老师的责任。一个学会对自己行为负责的孩子，在未来的学习中也会展现更强的主观能动性。

 总结

（1）学龄前正是孩子习惯养成最重要的时候，在这个时间段，爸爸妈妈要重视培养孩子良好的用眼习惯和护眼理念。

（2）爸爸妈妈可以和孩子一起做一些小游戏，让孩子亲身实践，体会眼睛的重要性。

（3）此外，还需要让孩子意识到爱护眼睛、养成良好的用眼习惯，不是爸爸妈妈的任务，而是自己需要做的事情。在沟通的过程中，爸爸妈妈们要多从孩子的角度去思考，尝试着让他们真正理解自己为什么要做这些事，培养他们的责任感，从而更好地发挥其主观能动性，自觉保护眼睛。

第四节　好的用眼习惯和家庭氛围息息相关

 家庭在近视防控中扮演什么样的角色？

A 孩子会模仿大人们的行为，因此家长们应该营造良好的家庭用眼环境和氛围。

某一年寒假我接诊了一位 7 岁的小患者,家长平时忙于上班,放任孩子"自由用眼",她花大量时间使用电子设备来学习和娱乐,一个假期内近视度数猛涨100 度。而另一个小朋友小悦却有着不一样的经历。由于她的妈妈有高度近视的经历,非常重视女儿的视力保护。从小悦 4 岁开始,她的妈妈就定期带她来做眼科检查,并根据医生的建议调整护眼措施。家里严格监控用眼习惯,注重户外活动,使得小悦至今视力保持在 1.0。

可以看到,家长的态度和行为对孩子视力保护的效果有着直接影响。我们都知道,环境因素和遗传因素是影响近视发生与发展的两大因素,而家庭在这两方面都扮演着重要角色。父母是孩子的第一任老师,家庭是孩子护眼的第一阵地,家庭的观念和习惯直接影响了孩子对近视的态度。家庭用眼的视觉环境、父母的引导也与孩子的近视防控息息相关。

《2021 年全国儿童青少年在校与在家用眼行为及视觉环境报告》从用眼距离、用眼时长、阅读环境光照和户外有效暴露时长 4 个方面进行分析,对比了在家和在学校的用眼情况和视觉环境。报告显示,孩子周末在家的平均用眼距离比在学校要小,也就是说,孩子们在家可能会更不自觉地凑近书本和电子产品。关于用眼时长,孩子们周一到周五在家的平均用眼时长超过 2 小时,周末平均用眼的总时长也超过 4 小时,这样看来,孩子在家里眼睛的负担并不比在学校轻很多。除此之外,家里的平均光照强度也比学校的低,学校的平均光照度能达到 300 勒克斯,而家庭的平均光照度只能达到最低要求 125 勒克斯,太暗的光线环境很容易引起视疲劳,促进近视的发生与发展。

这些统计结果说明,孩子在家的用眼习惯和视觉环境与在学校相比更不理想。孩子们常将家中形成的习惯带入校园,例如习惯了在家趴着看书的孩子,在学校缺少监督的情况下,很难保持正确的坐姿。所以说,家庭在防控青少年近视中扮演着更为关键的角色。

一、人类幼崽是天生的模仿达人

有人说,家庭是一台复印机,家长是原件,孩子是复印件,孩子的模仿能力有时候完全出乎我们的意料。小孩年龄比较小,自制力还比较弱,家长的态度对孩子用眼习惯的养成起到至关重要的作用。我在门诊还听到过小朋友控诉:

"妈妈，你老是叫我注意，让眼睛好好休息，可是你还一整天都捧着手机玩呢。"所以，家庭的近视防控需要孩子和家长的共同努力，家长要以身作则，引导孩子养成良好的用眼习惯。

二、全家一起打好眼睛"保卫战"

用眼习惯

首先，家长作为"领头羊"营造良好的家庭用眼氛围，良好的用眼习惯是必不可少的。例如，要监督和纠正孩子日常的坐姿和握笔姿势，遵循"一拳一尺一寸"的原则，尽量避免长时间近距离用眼，必要时还可以借助一些相关的辅助工具。其次，要注意改正一些坏习惯，引导孩子不在走路、吃饭、睡觉时，以及光线昏暗或阳光直射等情况下看书或使用电子产品。

户外活动

户外活动是近视眼的一个独立保护因素，让孩子到户外阳光下度过更多时间，能够有效预防和控制近视。因此，家长可以带孩子多多参加户外活动；在阳光充足的环境下亲近自然、锻炼身体，这也是增进亲子关系的一种方式。

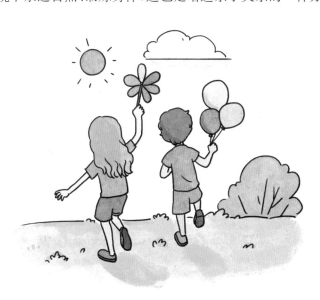

视觉环境

家庭还应该为孩子建立友好的视觉环境,选择照度在合适范围内的灯光,改善采光照明条件,在房间设计上选择多点的均匀照明,让孩子在一个较为舒适的环境中进行学习;另外,给孩子配备适合他身高的桌椅,并适时地调整。

用眼时长

家长应鼓励孩子劳逸结合,避免盲目增加各类不必要的作业。例如,在我儿子小时候,我便注意控制他的用眼时间,他的每项作业后面常标有预计完成时间,这种做法不仅培养了他的时间管理能力,还提高了他的学习效率。

睡眠和营养

近视防控还要让孩子们睡得好、吃得好。研究表明,睡眠时间不足、睡眠障碍可能是儿童、青少年近视的重要影响因素,因此充足的睡眠对孩子的健康是必不可少的。体质和健康状况也是近视发生发展的影响因素,保证均衡的营养是预防近视发生的前提。规定好孩子的作息时间,提前 10 分钟通知一声,到点就关灯,这也是保证孩子自律的一个重要细节。

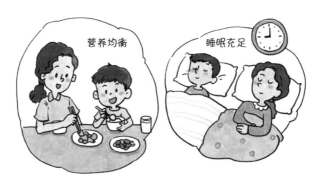

都说家长是孩子的第一任老师,在近视防控中,家庭扮演着非常重要的角色,家长应当了解科学的用眼护眼知识,做好孩子的榜样,带动和帮助孩子养成良好的用眼习惯,并且尽量为孩子提供良好的居家视觉环境。早期的视力保护与健康格外重要,眼睛这场"保卫战",需要家长和孩子一起努力。

> **总结**
>
> 　　家庭是近视防控的主战场。家长应该以身作则，给孩子树立榜样，帮助孩子养成良好的用眼习惯并树立正确的用眼观念，同时为孩子提供良好的用眼环境和条件，如多点照明、合适的桌椅高度，以及补充充足的营养等方式，保护孩子的视力健康。

第五节　吃糖毁牙，只说了一半

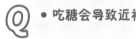

Q • 吃糖会导致近视吗？

A • 没有文献表明吃糖会直接导致近视，但过量摄入糖分仍然会影响发育健康。
• 控制孩子的糖瘾，刻不容缓。

　　有位朋友曾给我转发了一个微博热搜，问道："小柯，这个热搜吓我一跳，我家孩子最喜欢吃各种甜点了，我看他刷牙也挺认真的，现在也还挺瘦的，就没怎么限制他吃甜食，他以后该不会变成高度近视吧！"

　　我一看标题：女生因过度吃甜食近视1500度。

一、吃糖会导致近视吗？

　　这标题确实足够抓眼球。在从小到大的印象中，吃甜食会长蛀牙，吃甜食会长胖，都是家长们让孩子少吃甜食的重要理由，但是很少有人把甜食和近视联系起来。这词条语气如此笃定，仿佛把这个女孩高度近视发生的原因全部赖到了甜食上，但再仔细看看下面的导语，语气马上又弱了下来，"其近视加深的原因与过量摄入甜食有一定关系"。

　　如果一个答案说得太过肯定，那这个答案大概率是错误选项，这个道理在生活中的许多事情上也同样适用。我赶紧打了个电话解释道："你先别那么担心,孩子吃甜食确实应该限制一下,但是也不至于因为吃甜食多就发生高度近视,近视本身就是环境和基因等多因素引起的疾病,按照原计划按时带他来进行随访就好啦。"

近视的发生发展本身就受到环境和基因等多种因素的影响,很难确定仅仅因为多吃甜食就会导致高度近视。另外,每一个科学假设都需要通过足够的病例数和严谨的科学论证才能够得到一个相对确定的结论,而这只是一个特殊的个例,是无法得到标题如此确切的结论的。

有的读者可能会问,那我想吃多少甜食就可以吃多少甜食了吗? 那当然不是。虽然目前尚无明确研究表明过量摄入甜食会直接导致近视或视觉发育异常,但是从营养学角度推测,过多甜食对视力可能有潜在风险。

一方面,糖在人体内的代谢需要维生素 B_1 和钙等物质参与,过量摄入糖分,会增加体内钙和维生素 B_1 的消耗,导致其含量降低。钙除了是小朋友们长高的重要营养素之外,也是眼球壁的重要组成成分。维生素 B_1 对视网膜神经细胞有保护作用,视网膜神经细胞是人眼接受光信号的重要细胞,如果维生素 B_1 被过度消耗,就可能会影响视力健康。另一方面,如果孩子大量摄入甜食,可能会减少其他更有营养的食物的摄入,从而影响整体的营养平衡,造成其他重要营养素的摄入不足。

二、孩子为什么有"糖瘾"?

酸甜苦辣中,宝宝的初次味觉体验就是"甜"。宝宝出生后接触的第一口食物就是母乳,每分升母乳中乳糖含量高达 6.5~7.0 克,高于牛乳。尽管甜味能激发大脑释放多巴胺,产生快感,形成正反馈通路,驱使大脑对甜味的向往;但是孩子对糖果等高糖食品的需求、对甜味的依赖并不是天生的。那为什么有些孩子就是特别喜欢吃甜食呢?

孩子偏爱甜食,可能部分源于后天饮食习惯的培养。如果家长频繁提供高糖食物,孩子的大脑对多巴胺的需求逐渐增加,对甜味的敏感度降低,需求量就会相应上升,以求达到相同的满足感。这种行为可能导致孩子的糖依赖性增强,出现"糖瘾"。随着时间的推移,高糖食物吃着吃着就没有之前那么甜了,孩子可能需要越来越多的糖分来获得之前那种甜味带来的愉悦感，从而陷入一个不良的饮食循环中。

三、每天一杯果汁，这些糖超标了吗？

虽然戒糖对大多数人而言并非必要，但是合理控制糖摄入量仍然十分重要。从小培养孩子健康的饮食习惯，阶段性地控制糖分摄入，对家长而言是一种明智的做法。这不仅有助于避免孩子形成对甜食的过分依赖，而且有助于其长期的身体健康。

有些家长倾向于给孩子榨取新鲜果汁作为摄入维生素的方法，认为这是健康的选择，但这种做法实际上可能并不利于控制糖摄入。新鲜果汁虽富含维生素，但也富含果糖，频繁大量饮用可能导致总糖摄入量超标。

根据《中国居民膳食指南》(2016)，添加糖的摄入不超过每天总能量的10%，最好在5%以下。对于成年人来说，按照5%的标准，每日摄入添加糖含量最好不超过25g。对于孩子来说，推荐摄入量更低：1岁以下，不摄入添加糖；1～3岁，折算为每天不超过15克；4～6岁，折算为每天不超过20克；7～11岁，折算为每天不超过25克。

推荐每日糖摄入量及食物

1岁以下：不摄入添加糖

肉泥　水果泥　菜泥

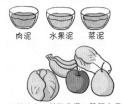

1～3岁：折算为每天不超过15克

天然为主，鼓励多摄入蔬菜水果

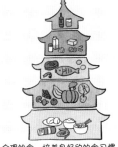

4～6岁：折算为每天不超过20克

7～11岁：折算为每天不超过25克

合理饮食，培养良好的饮食习惯

随着大家对"糖"的危害有了更加清晰的认识,世界上各种组织对孩子"糖"摄入量的建议也越来越严苛。2019 年,世界卫生组织发布了一份新的"限糖令",在 3 岁以下婴幼儿食品中禁止添加"游离糖"。这里所说的"游离糖"不仅包括添加糖,还包括果汁、浓缩果汁中的糖。另外,这份报告还提出建议,3 岁以下的孩子最好不要食用市面上普遍添加了游离糖的蛋糕、饼干、糖果等零食,5 岁以下的孩子还要避免喝含糖饮料,5 岁以上的孩子每周喝含糖饮料也不应该超过 240 ml。一杯 250 ml 的纯果汁,含糖量至少有 20 克。对于一个 10 岁左右的孩子来说,一天两杯这样的果汁,不见得是个好事。

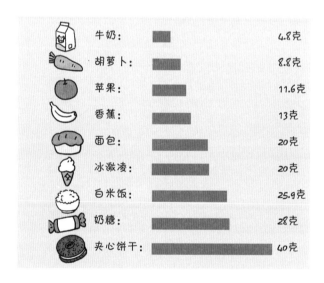

常见食物含糖量表（每100克）

牛奶	4.8克
胡萝卜	8.8克
苹果	11.6克
香蕉	13克
面包	20克
冰激凌	20克
白米饭	25.9克
奶糖	28克
夹心饼干	40克

四、怎么吃有助于控制"糖瘾"?

怎么喂养孩子才能有效控制他们的"糖瘾"呢？其实,针对不同年龄段的孩子,有不同的食物选择。

6 个月～1 岁

这个阶段是孩子的辅食添加阶段。他们在这个阶段的味蕾比成人敏感,我们觉得寡淡无味的食物对于他们来说也是美味,所以尽量给孩子提供新鲜、优质、天然、丰富的食物。除铁强化米粉以外，可以适当补充茎类蔬菜泥，比如胡萝卜泥、山药泥、南瓜泥等，也可以补充适量的水果泥，避免孩子接触太多添加糖。

1~3岁

在这个阶段，孩子逐渐从辅食阶段向成人饮食过渡。为了更好地控制糖摄入，孩子的食物最好以天然为主，尽量避免高糖加工食品。我们鼓励这个阶段的宝宝们摄入含有丰富维生素和纤维素的蔬菜水果，并注意纠正挑食和偏食的习惯。婴幼儿时期养成的饮食习惯，将可能是影响孩子一生的饮食习惯，也是孩子未来健康生活方式的重要基础。

3岁后

在这个阶段，孩子有了更多食物可以选择，饮食已经接近成人水平。第一，家长们应该以身作则。孩子口味的养成与家人的饮食习惯密切相关，家长应该从自身做起，做好榜样，少吃含糖量高的食物，遏制住孩子对糖的偏爱和向往。第二，家长应同时对孩子进行糖危害的认知教育，有条件的话，甚至可以带着孩子一起动手制作糕点等含糖量高的食物，让孩子更加直观地感受到这些尝起来不是很甜的食物，其实需要添加大量的糖。第三，尽量选择优质和较低浓度的糖，减少精加工食物的食用，尽量食用搭配合理的天然蔬果，自制一些含糖食品，比如自制酸奶、自制冰激凌等，既增加了与孩子的互动，又能满足孩子的食欲，还能有效进行糖摄入的控制教育。

总结

对成人来说，戒糖已经是很困难的事情了，对于自控能力很差的小孩来说，更是难上加难。我们应该从小开始，从根本上减少孩子对糖的依赖，加强孩子对糖危害的认知教育，在孩子的饮食中做到合理的营养搭配。完成孩子的"控糖"任务，家长们义不容辞。

第六节 关掉小夜灯,眼睛也需要好的睡眠作息

Q • 小夜灯会影响视
力健康吗?

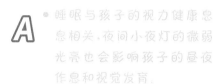

A • 睡眠与孩子的视力健康息
息相关,夜间小夜灯的微弱
光亮也会影响孩子的昼夜
作息和视觉发育。

　　小朋友的睡眠不仅关系到身高和智力的发展,而且与孩子的免疫功能紧密相关,甚至对预防近视也有一定作用。虽然并非每个孩子都能通过睡足 10 小时成为学霸,但我们可以从小处着手,看看如何通过合适的睡眠时长和睡眠方式以帮助他们减少近视。

一、睡得晚睡得少,近视容易找上门

　　常常会有朋友问起我儿子不近视的小诀窍,我总会强调:充足、规律的睡眠至关重要。在我儿子成长的过程中,我特别注重他的睡眠质量。只有休息得好,孩子才有充沛的精力应对学习和生活的挑战,良好的睡眠同样是防控近视的重要策略之一。

　　孩子每天应该睡多久?

　　不同年龄段的孩子,睡眠需求各不相同。1~2 个月大的婴儿几乎需要将三分之二的时间用于睡眠。随着年龄的增长,所需睡眠时间逐渐减少。4~12 个月婴儿的每日睡眠时间为 12~16 小时,1~3 岁儿童的每日睡眠时间为 11~14 小时,3~5 岁儿童的每日睡眠时间为 10~13 小时,6~12 岁儿童的每日睡眠时间为 9~12 小时,而 12 岁以上的青少年每天应保证 8~10 小时的睡眠。

　　社会的竞争压力常常推动着家长在孩子的学习和课外活动上做出更多投入,有时这种压力会不合理地减少孩子的睡眠时间,从而增加患近视的风险。

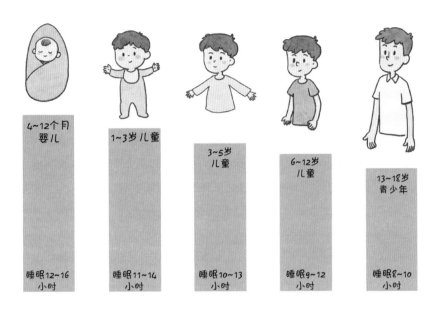

如果你的孩子在青少年时期每晚睡眠时间不超过 7 小时，那他的近视概率可能就比那些睡眠时间超过 9 小时的同班同学高出了 3～4 倍，并且，他的睡眠时间越短，近视的程度可能越严重。甚至还有一些研究人员认为儿童、青少年每日不足 9 小时的睡眠会导致近视风险增加 9 倍。如果你的孩子已经近视了，或许家长们应该问问自己，孩子每天睡够了吗？

除了睡满足够的时间外，睡觉时间的早晚也非常重要。研究发现，在其他条件都相同的情况下，睡眠时间较晚这一行为因素，就能加大学龄儿童患近视的风险，不仅更容易近视了，近视之后度数增长也会更快。如果孩子能够在晚上 8:30 以前睡觉，那在 2 年时间内发展为近视的可能性大约为 7.9%；如果更晚一点，在 10 点及以后睡觉，则有 14.1% 的可能性成为近视。随着睡觉时间一点点往后推移，患近视的风险也一步步提高了。

由于周一到周五要早早上学，孩子们基本能做到定时睡觉、定时起床。但是一到周末，孩子们很有可能过上晚上熬夜、早上赖床的日子。在"视力保卫战"中，除了睡得够、睡得早，睡得规律也是很重要的。不近视的孩子，不管是工作日还是周末，不管是什么样的季节，都维持着稳定的睡眠规律，每天的睡眠时间相差不大。而近视的孩子,在工作日昼夜节律维持得很好,但一到周末就表现得很混乱。

所以,家长应当确保孩子在完成学习任务后及时休息,保持规律的作息时间,即便在周末也不例外。千万别以为周末短短两天就可以松懈。保卫睡眠,保卫视力,一定是一场持久的战争。

二、不易察觉的近视隐患

每次接诊到近视的小朋友,家长们最想知道的一个问题便是"为什么会近视"。有一次的出诊经历让我印象深刻,至今记忆犹新。

宁宁是个 4 岁的近视小女孩,她的爸爸想要知道孩子近视的原因。就诊时我常规问道:"小朋友平时近距离用眼的时间和距离怎么样呀?户外接受光照的时间多吗?家里有近视或者其他眼部疾病的遗传吗?"爸爸也仿佛一个身经百战的近视专家一样,向我递交了所有问题几近完美的答案。他们在家里非常注意小朋友近距离用眼的时间和距离,几乎不让小朋友使用电子产品或者观看电子屏幕,基本上每天都会带着孩子在户外晒晒太阳,家里没有近视或者眼部疾病的亲属。

确实是个近视风险很小的小朋友了。我继续问道:"那她平时睡眠怎么样呀?一般都几点睡觉、几点起床呢?"

爸爸说:"她睡眠倒是也挺规律的,现在一般晚上七八点睡觉,能睡到第二天早上 7 点。柯医生,难道睡眠也跟近视有关系吗?"

"是的,如果睡得太晚,睡的时间不够,或者睡觉没有规律,也可能会导致近视风险的增加。你们孩子 4 岁,睡眠时间 12 小时左右,按道理来说是足够了,睡得又早又规律,那应该不是这个原因吧。"我顿了顿,那还会有什么原因呢?

"对了柯医生,您提到睡眠,她睡得是挺规律的,但是吧,我家女儿胆子小,从小怕黑,所以我们买了一个兔子形状的小夜灯,每天都会给她放在床头,但那个灯光很暗的,这应该不会有什么问题吧?"爸爸突然有些疑虑地补充道。

"那可能是有关系的。"

小夜灯是不少小朋友必备的床头小伙伴,造型可爱,灯光温暖,在精神上给孩子带去了许多慰藉。然而在这温暖灯光的背后,可能隐藏着不易察觉的近视危机。研究表明，让2岁以下幼儿睡在开灯的房间中，日后患近视的概率会增加5倍之多。

三、眼睛也有"昼夜节律"

这位爸爸显然有些诧异，又有些懊恼："竟然是小夜灯导致了近视，没想到小夜灯才是罪魁祸首！但是柯医生，为什么白天的阳光能够抑制近视，晚上这么微弱的灯光却会导致近视呢？"

"因为眼睛也有昼夜节律。"

日出而作，日落而息，这是我们的昼夜节律，也就是"生物钟"。生物钟调节着我们的睡眠、清醒、血压、心率、激素分泌、新陈代谢和许多其他生理过程的日常节律。

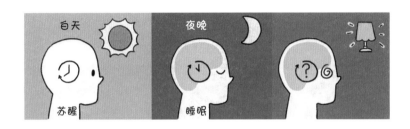

光照在人体的昼夜节律中发挥着至关重要的作用，在很早的时候，科学家们就开始探索昼夜节律与近视的关系了。科学家们发现持续黑暗或光照会影响小动物眼睛的屈光发育，而且在午夜时分让小动物暴露在光照下2小时，小动物的眼轴出现了急性的增长，这可能是由于夜间的光线改变了眼轴和脉络膜厚度的正常节律，这样的眼部昼夜节律失调可能会导致近视。可见，打破光照原本的昼夜节律，会导致眼球生长和屈光发育异常。

光照调节着体内许多与昼夜节律相关的生物分子，褪黑素是其中被大家所熟知的一种。夜晚时家里的照明，抑或是手机、电脑屏幕光照，抑或是床头的小夜灯，这些人造光照来源都会破坏我们人体的昼夜节律，抑制褪黑素分泌。有研究发现，成年近视患者血清中的褪黑素浓度要高于非近视患者，光照导致的褪黑素减少，是导致睡眠质量变差，并且促进近视发生及发展的重要原因。

虽然小夜灯的光亮度很弱，远远比不上白天太阳光的明亮耀眼，但这样微弱的灯光对于本应该黑暗的夜晚来说,已然是一个很明显的干扰,这样看似"微弱"的光照也可能会抑制褪黑素的分泌,进而导致孩子的昼夜节律变得紊乱,增加患近视的风险。

因此,白天的自然光照有近视预防作用,而夜晚留灯则会引起昼夜作息紊乱,甚至可能导致近视。对于小朋友来说,越黑暗的睡眠环境,是越符合生理的,如果孩子实在需要开灯才能入睡,那么等孩子睡着后,家长也应及时关掉夜灯,让孩子的眼睛保持良好的昼夜节律。

总结

孩子不仅需要睡得够、睡得早、睡得规律,还需要关掉小夜灯,睡在黑暗中。让我们一起守护孩子的睡眠,一起守护孩子的视力,不让近视有任何可乘之机。

第七节 给宝宝建一份屈光档案

Q • 什么是屈光档案?为什么要建屈光档案?怎么建屈光档案?

A • 屈光档案可以反映孩子的眼球屈光发育健康情况。
• 建立屈光发育档案可以帮助家长及时掌握孩子的屈光变化情况,提早发现异常。
• 3岁宝宝就可以建立初始档案了,之后每半年检查一次,直至18岁。

还记得儿子上幼儿园中班时,有一天放学回家,他忐忑不安地递给了我一张小纸条。原来,今天幼儿园组织了统一的视力检查,儿子带回来的这张纸条是他视力检查的结果,儿子的裸眼视力为0.6。儿子闷闷不乐地告诉我,其他小朋友的视力都在 0.8。我向他解释："你的眼睛到底好不好，是不能光看视力的，还要看屈光度和眼轴呢，我们明天去医院建立一份属于你自己的眼睛成长档案好不好？"虽然他不太明白，但听到能有一份属于自己的档案，他一扫平时对于去医院的抗拒，甚至对第二天的检查充满了期待。

一、眼睛的屈光发育过程

记得那次带儿子去医院做了详细的眼科检查后发现，他的双眼有 200 度左右的远视；右眼还有 75 度的负散光，轴位在 180 左右，属于顺规散光。看到儿子的检查结果，我故作神秘地和他说，你的妈妈能掐会算，以后你不会近视了。果然，带着充足的"远视储备"前行，加上有一个热衷于近视防控的专业妈妈，儿子最终实现了老妈的"预言"。

这时，有读者可能要问了：孩子明明已经有远视了，度数还不低，还有散光，那么是不是就意味着孩子今后不容易患近视呢？要回答这个问题，我们要先来了解一下眼睛的正常屈光发育过程。

正如前文提到的，人的眼球好比一台最先进的自动照相机。如果眼球的纵径（也就是眼轴）过短，外界物像的焦点就会落在"底片"（也就是视网膜黄斑区）的后面，即为远视眼；随着眼轴的不断增长，外界物像的焦点逐渐向"底片"靠拢，最终正好落在"底片"上时，即为正视眼；如果眼轴过长，外界物像的焦点会落在"底片"的前面，则变成了近视眼。

而孩子出生时眼轴很短，一般在 16 毫米左右，所以刚出生的孩子都是远视眼。出生后，在生长发育的过程中，眼轴会慢慢变长，孩子的眼睛逐渐从远视眼转变为正视眼，这称之为正视化过程。这个过程一般会持续到 15 岁左右。因此，在孩子年龄较小，尚未完成发育时，都是生理性的远视眼，这是一个正常状态。但是如果这个阶段的孩子过早过多地近距离用眼，导致生理性的远视度数减少得过快，眼球过度发育，眼轴过长（超过 24 毫米），就会发展为近视眼。

一般来说，3 岁以前，正常的生理性远视在 300 度左右；4～5 岁时为 150～200 度；6～7 岁时则为 100～150 度。而低度数的顺规散光，可能是眼球发育过程中在重力的作用下受到眼睑的压迫而引起的生理性散光，在没有对视力造成影响的情况下，可以先观察看看。

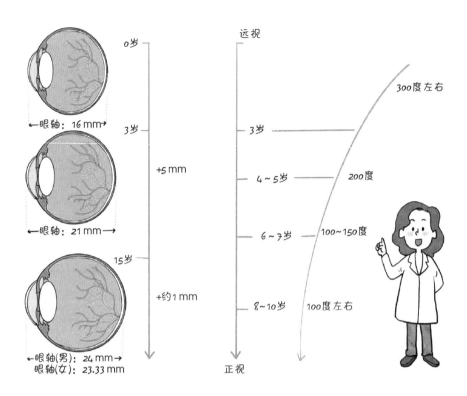

此外,眼睛在看远和看近时有自动调焦的功能,医学上称之为调节功能。由于孩子的眼调节力很强,即使有低度数的生理性远视,通过调节,也能将远处物像的焦点调到眼底上,其视力表现是正常的。所以,裸眼视力并不足以反映孩子的屈光发育状态。以我儿子为例,他4岁有200度的远视,裸眼视力是0.6。而幼儿园里另一位视力达到0.8的同学,在散瞳验光后发现他的屈光状态是75度的远视,低于这个年龄儿童的正常生理性远视度数,因此,那个孩子以后变成近视眼的概率要更大。一般来说,3～5岁儿童的正常视力不能低于0.5,6岁以上则不能低于0.7。这样看来,其实我儿子和他同学的视力在他们的年龄段都算正常,但是如果不进行进一步的屈光检查,就无法发现孩子屈光发育的异常。

那天回家,我对儿子说:"从今天的检查结果来看,你的眼睛在其他方面的表现还不错,无论是0.6还是0.8的视力,其实都是正常的。"他听了我的话后,郑重其事地找了一本新本子出来,我把检查结果仔细地抄在本子上,然后告诉他:"这就是你的屈光档案了,以后妈妈还要定期地给你的眼睛做检查,你平时也要好好保护自己的眼睛，争取每次检查都取得不错的表现哦！"从此以后，这份档案就和身高墙一样，成为儿子成长过程中的见证。

二、建立与身高、体重一起成长的屈光发育档案

正如前文所介绍的，儿童的视力发育是一个不断成长变化的过程，屈光状态也会随着眼球的发育而变化，而这是影响孩子近视发生的关键。因此，一份反映孩子视觉发育健康的"屈光档案"就显得尤为重要。通过建立屈光发育档案，我们可以在视力正常的孩子中筛选出更易发展为近视的孩子。如果能及早发现这些孩子，并采取措施，就能有效地预防近视的发生。

那么，屈光发育档案应该包含哪些内容？又该怎么建立呢？

首先，一份屈光发育档案应包含儿童的身高、体重等基本信息。随着孩子的生长发育，在身高、体重增长的同时，儿童的眼球也在生长，眼轴会逐渐拉长。因此，记录身高、体重的增长可以作为眼轴增长的参考。当孩子身高、体重增长过快时，他的眼轴可能也在快速增长，此时，家长需要格外小心，密切观察孩子的屈光发育情况。

其次，一份完整的屈光档案需要记录裸眼视力、矫正视力、眼压、屈光度、角膜曲率、前房深度和眼轴长度等项目。一般来说，孩子进入幼儿园，大约从 3 岁开始，就应该建立初始档案。家长们可以带孩子去正规医院的眼科进行相关检查。首次检查时，可以给孩子的眼睛做一次全面的检查，除了验光、检查眼轴以外，还可以检查孩子的眼位（确定有无斜视）、晶状体（确定有无先天性白内障）及眼底（确定有无其他眼底病变）等情况，及早发现孩子是否有其他先天性的眼科疾病。之后每 6 个月检查一次，由于孩子的眼调节力很强，进行散瞳验光可以获得更准确的屈光度数。每次检查结束后，家长们可以通过与眼科医生的交流沟通，及时掌握孩子的屈光发育情况，回家后还要妥善整理并保存好孩子的资料。这样一来，直到孩子 18 岁，就可以形成一份完整的近视预防和监控档案了。

三、个性化动态监测孩子的屈光发育状态

在给儿子建立屈光档案的 3 个月后，有一天放学回家，他兴冲冲地对我说：

"妈妈,今天老师给我们上了兴趣班体验课,我觉得弹钢琴好玩,我想学弹钢琴。"

我想了一下,告诉他:"你想弹钢琴,我没有意见,但是我有个条件。"

"什么条件?"

"上次妈妈带你去医院做了眼睛的检查,正好 3 个月后也该复查了,我们到时候看看你的检查结果怎么样,如果眼睛表现好的话,就可以学钢琴。"

于是,为了能够弹钢琴,他开始自己主动保护眼睛。每天不需要我催促,自己就按时把电视关了,准时上床睡觉,吃饭也不再挑食。就这样,初次建档半年后的复查结果显示,儿子的眼睛仍然维持了之前的良好状态。

但是,由于担心儿子过早学钢琴,长时间、近距离地紧盯乐谱和黑白键,可能会消耗他的生理性远视度数,从而导致近视的出现,在答应他学钢琴前,我还是和他约法三章:练琴时姿势要端正,看乐谱时不能凑得很近;练习 25 分钟后要休息 10 分钟,看看远处;平时还要继续保护自己的眼睛,一旦发现检查结果不好,就不能继续弹钢琴了。

从那以后,为了能够坚持自己的兴趣爱好,他会主动监测自己的检查数据。到了小学一年级时,他的裸眼视力为 0.8,双眼的远视度数为 175;到了二年级,视力达到 1.0,双眼仍有 150 度的远视,还是较为理想的状态。在他小学毕业、面临升学的阶段,由于用眼需求增加,我更加注意定期带他进行屈光检查,监测各项指标。在这种情况下,儿子直到大学毕业,视力始终保持得不错,右眼视力 1.2,左眼视力 1.0。

因此,对家长们而言,给孩子建立屈光档案并不是一劳永逸的事。在孩子成长过程中的各个关键节点,仍然需要定期动态地监测其各项指标的改变,及时纠正并调整孩子的不良用眼习惯。另外,由于每个孩子的情况各不相同,家长们应该根据孩子的屈光档案数据,个性化地调整孩子在日常生活、学习中的用眼习惯。

总之,定期带孩子进行屈光检查,并建立完整的档案,可以帮助家长们详细了解孩子的屈光变化情况,从而及时发现异常,有效指导近视防控。

总结

（1）屈光档案是一份反映孩子眼球屈光发育健康的档案，主要包括裸眼视力、矫正视力、眼压、屈光度、角膜曲率、前房深度和眼轴长度等项目。

（2）从小建立屈光发育档案，定期检查，可以帮助家长及时掌握孩子的屈光变化情况，提早发现异常，并采取相应的措施，有效预防近视的发生。

（3）3岁儿童应建立初始档案，以后每半年去正规医院的眼科检查一次，直至18岁。每次检查结束后，家长应妥善保存孩子的检查资料。

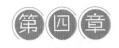

第四章

6~12岁：预防近视　家校同行

第一节　哪个年龄段更容易近视

Q ● 孩子在哪个年龄段更容易近视？

A ● 18岁以下的儿童、青少年在不同年龄段有不同的近视风险。

● 0~6岁时，要保护远视储备，防控潜在的近视风险。

● 7~12岁时，要培养良好的用眼习惯，防控近视的发生发展。

● 13~18岁时，控制近视进一步进展，防止高度近视的发生。

　　每年一到开学，经过了一个假期的放飞，再次回到课堂的孩子们往往会发现自己突然看不清黑板了。等到家长们带着孩子来医院检查时才发现，有的孩子在不知不觉中已经近视了，而早已近视的孩子度数则又加深了。其实，18岁以下的儿童、青少年正处于生长发育的阶段，进入学龄期后，随着学业负担的加重，近距离用眼的需求也逐渐增多。因此，他们可以说是每天都在"悬崖"的边缘徘徊，一不小心就可能坠入近视的"深渊"。处于近视高发年龄段的儿童、青少年，在成长过程中的不同时期有不同的近视风险，相应的近视防控目标也不同。

6～12岁：培养良好习惯，科学防控近视发生发展

6～9岁是视觉塑型期。6岁以后，远视储备以平均每年12度的速度减少；8～9岁的下降幅度最为明显，每年平均37度，8～9岁时的远视储备在75～100度。2021年的一项研究评价了突发新型传染病疫情解除居家隔离后，学龄期儿童的屈光变化，通过对比历史数据发现，6～8岁儿童的屈光状态大量向近视方向转移，近视率明显上升，而在9～13岁的儿童中未观察到类似的增长。由此可见，6～8岁的儿童处于视觉发育的敏感关键时期，其屈光状态可能比年龄较大的儿童对环境更为敏感。

9～12岁是视觉稳定期。此时，孩子的视觉发育已相对完善，处于稳定阶段。10～11岁时的远视储备为50～75度；12岁时为50～75度。比较理想的情况是儿童到12岁后才由远视发育成正视。

在这一阶段，孩子的身体正在快速发育，眼轴也处在快速生长期。一旦近视，发展的速度会非常快。2012年，一项荟萃分析报告了亚洲和欧洲城市儿童配戴框架眼镜的近视进展率。结果显示，近视的进展速度随着年龄的增长而下降。亚洲儿童的近视进展速度从7岁时的每年112度下降到12岁时的每年50度。由此可见，孩子出现近视的年龄越小，度数增长也就越快。

因此，小学阶段是近视防控的黄金时期，需要重点监测近视的发生发展。

进入小学以后，随着孩子看书、写作业等学习任务的出现，近距离用眼的需求增加，户外活动也相应地减少。一二年级还处于打基础的阶段，学习成绩尚不纳入"小升初"总成绩的计算。到了三年级，课业负担进一步加重，成绩开始纳入升学的考量中。因此，三年级是小学阶段近视发生的一个小高峰。另一个高峰是五年级时期，由于升学的压力陡然增加，除了平时学校里的学习任务外，有些孩子周末还要奔波于各个兴趣班、补习班。长时间的室内学习挤压了进行户外运动、接触自然光的机会。

这个时候，家长们要引导孩子养成健康的用眼习惯，从而降低近视发生的风险，为孩子将来的视力健康打下坚实的基础。特别是在小学低年级阶段，这

是培养标准阅读、书写姿势与习惯的关键时期。在学习之余，也要注意劳逸结合。连续看书写字 20～30 分钟后，应适当地远眺休息。每天要保证 10 小时左右的睡眠时间。

家长们也不要忽视孩子的兴趣与健康而盲目给孩子报课外辅导班，增加孩子的课业负担。可以尝试培养孩子把一两项体育运动作为兴趣爱好，增加课余时间的户外活动。

另外，家长们平时在生活中也要多多观察孩子的视力情况。有条件的话，可以在家里备一个 5 米的视力表作为参考。如果孩子出现眯眼、歪头看东西或是看书写字时距离书本很近，那么说明孩子的视力很有可能已经有所下降了。

每 3～6 个月定期到医院进行视力及屈光检查，可以及时发现异常，尽早进行干预。对于已经近视的孩子，定期的检查还可以监测并量化近视度数的控制情况。一旦发现近视，家长们不要病急乱投医，轻易相信各种虚假广告，应该到正规医院的眼科就诊，采取科学的干预和矫正措施。

> **总结**
>
> (1) 18 岁以下的儿童青少年在不同年龄段有不同的近视风险。
>
> (2) 0～6 岁时，要保护远视储备，防控潜在的近视风险。
>
> (3) 7～12 岁时，要培养良好的用眼习惯，防控近视的发生发展。
>
> (4) 13～18 岁时，控制近视进一步进展，防止高度近视的发生。

第二节　教你读懂验光单

 Q • 验光单该怎么看？

 A
- 了解验光单上的字母含义。
- 了解电脑验光和人工验光的区别。
- 了解扩瞳前和扩瞳后验光的区别。

我在门诊碰到一个特别可爱的小朋友，揪着电脑验光度数的小纸条，奶声奶气地问我是什么意思。这把我给逗乐了，小小年纪好奇心不小，然后，我很认真地一点一点和他解释各个字母的意思。

那个时候，学校正流行兔子舞，小朋友都喜欢哼这段旋律，"left，left，right，right，go，turn around，go，go，go"，像个小企鹅一样蹦蹦跳跳的。

"你看这个 R，右边的英文是什么啊？"

"是 Right!"他很大声地回答我。

"对的，所以这个 R 代表的是你右边的眼睛哦，L 代表的是 Left，是你左边的眼睛。往下看，第一列 S 是球镜，代表了你能不能上课看清远处的黑板，写作业的时候看清自己的本子，是近视或者远视的度数。第二列 C 是柱镜，代表了你有没有散光。A 可以看作是散光的方向哦。"

"什么是散光啊？"他当时很疑惑。

我给他画了个散光盘，"你看这些放射状发出的线，正常的眼睛能看清所有线，散光的眼睛能看清有些方向的线，还有些方向的线看不清，眼睛不能把那个方向的光线聚集在同一点上，所以看东西就会有点重影和模糊哦，这个表盘看起来就有深有浅。"

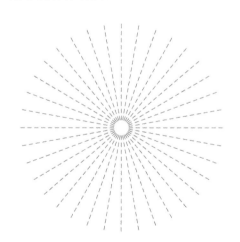

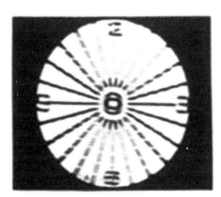

他也乐了，一下子明白了这几列数字的意思。

其实，验光单非常简单，很容易看明白。教会小朋友之后，他就会像个小医生一样先拿过结果，说"我的数据我做主"，自己先琢磨一遍，然后再美滋滋地炫耀一下,告诉医生:"我没有近视哦!"所以,自己学会读懂验光单,不仅节省时间,而且自己的眼睛自己负责,自己的数据自己做主,这么一想还真不错。

一、验光单上的字母是什么意思?

要想看懂验光单,首先要知道验光单上的字母表示的意思。

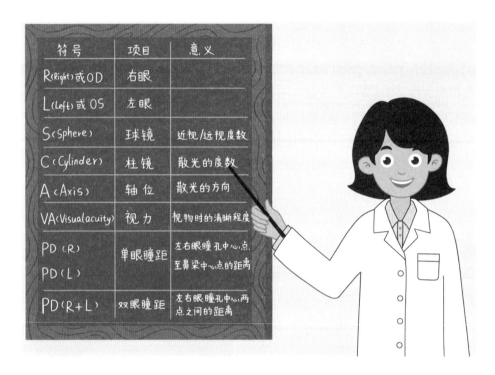

符号	项目	意义
R(Right)或OD	右眼	
L(Left)或OS	左眼	
S(Sphere)	球镜	近视/远视度数
C(Cylinder)	柱镜	散光的度数
A(Axis)	轴位	散光的方向
VA(Visual acuity)	视力	视物时的清晰程度
PD(R) PD(L)	单眼瞳距	左右眼瞳孔中心点至鼻梁中心点的距离
PD(R+L)	双眼瞳距	左右眼瞳孔中心两点之间的距离

验光单上的数字前会有"+"或者"−"两个符号,"+"代表远视度数(凸透镜),"−"代表近视度数(凹透镜)。验光单中"+"或者"−"之后的阿拉伯数值就是镜片的度数,但要注意的是,验光单上屈光度和大家平时说的眼镜度数不一样。如−1.00 DS相当于平时所说的近视100度,−3.00 DS相当于近视300度。

二、为什么病历上又有机器打的度数,又有手写的度数呢?

我们常把机器打的度数叫作电脑验光,手写的度数常常是人工插片验光。在手写的验光结果中,近视与远视度数常常用DS表示,散光常常用DC表示,后面跟着的数值，就是矫正后的视力。

看电脑验光单时，最需要了解的是三次验光平均值，近视或远视及多少度的散光。从电脑验光单中清楚地了解每个符号的意思，就可以知道我们眼睛的度数、散光、散光轴的方位和瞳距等验光数据。

虽然电脑验光可以非常简单方便地测量屈光度数，速度很快，但是这个优点同样也带来了问题。它只在一瞬间就完成了操作全过程。年龄小的孩子存在调节，如果孩子做检查的时候姿势不端正，比如下巴没有放在颌托上，额头没有紧贴额托，或者眼睛晃动、眨眼，没有盯住里面的目标，都可能使电脑验光数据出现偏差。对于孩子，我们还是建议进行人工插片验光，12岁以下的孩子建议扩瞳验光。虽然费时，但是具有更高的准确性和可靠性。

如果要验配眼镜，目前比较规范的配镜流程是在电脑验光之后再进行人工验光。配镜处方确定之前常常需要试戴，而且是因人而异、高度个性化的，与孩子的年龄、生活习惯、过去的戴镜度数、双眼视功能参数等均有关系，遵循"看得清晰，看得持久，看得舒适"的原则给出一个最合适的配镜处方。

三、为什么我在滴眼药水前后有两个度数呢？

一个正视眼，看远距离物体清楚，如果想要看清近距离物体，就必须增加眼内的屈光力，使焦点移到视网膜上，这种为了适应看近距离而增加眼的屈光力的现象叫作调节。这个过程中睫状肌收缩，晶状体变厚。"心有猛虎，细嗅蔷薇"，在低头看清蔷薇的过程中，我们的眼睛就产生了调节。

近距离用眼时间过长，会引起持续性的睫状肌调节紧张，导致看远看不清楚。这种状态下的近视，称为假性近视，是一种暂时的近视状态。这种情况下会出现验光度数向近视方向偏移，影响验光的准确性。此时，需要用药物放松、麻痹睫状肌，来检测眼睛真实的、静态的屈光状态，就像给在健身房负重练了好几天的睫状肌做个放松按摩，使肌肉放松下来，再进行视力检查和验光，这样度数就会比较准确了。

所以我们经常可以在孩子的病历本上看到两个度数——小瞳验光常常是在不散瞳的状态下进行的验光，大瞳、扩瞳或速散验光指的是在散瞳状态下进行的验光。

有的家长也会问,为什么我的孩子要用滴眼液,别家孩子用凝胶或者啥都不用呢?这都是具体情况具体分析的。临床上,滴眼液一般是0.5%托吡卡胺,凝胶多是1%浓度的阿托品。年龄越小的孩子,眼睛的调节能力越强。6岁以下的孩子由于睫状肌收缩能力较强,高度远视或眼位偏斜者一定要用阿托品散瞳验光;而6～12岁的孩子则可以用复方托吡卡胺滴眼液快速散瞳验光。医生往往会根据孩子的实际情况,如年龄、是否首次发现近视、矫正视力是否波动等,决定孩子需不需要散瞳。

四、实战训练

实例一

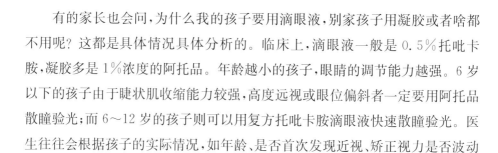

解读:右眼近视125度,无散光;左眼近视150度,散光50度,144度方向;瞳距53毫米。

实例二

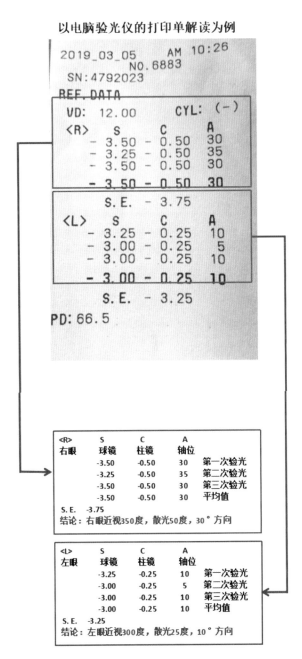

以电脑验光仪的打印单解读为例

`<R>` 右眼	S 球镜	C 柱镜	A 轴位	
	-3.50	-0.50	30	第一次验光
	-3.25	-0.50	35	第二次验光
	-3.50	-0.50	30	第三次验光
	-3.50	-0.50	30	平均值

S.E. -3.75
结论：右眼近视350度，散光50度，30°方向

`<L>` 左眼	S 球镜	C 柱镜	A 轴位	
	-3.25	-0.25	10	第一次验光
	-3.00	-0.25	5	第二次验光
	-3.00	-0.25	10	第三次验光
	-3.00	-0.25	10	平均值

S.E. -3.25
结论：左眼近视300度，散光25度，10°方向

　　解读：右眼近视 350 度，散光 50 度，30 度方向；左眼近视 300 度，散光 25 度，10 度方向；瞳距 66.5 毫米。

实例三

```
2022.2.18
OD: -3.75DS/ -1.00PC×180 → 0.9
OS: -3.75DS/ -0.75PC×10 → 0.9
```

解读:右眼近视 375 度,散光 100 度,180 度方向,最佳矫正视力 0.9;左眼近视 375 度,散光 75 度,10 度方向,最佳矫正视力 0.9。

实例四

```
2021.12.7
OD: +0.50 DS → 1.0
OS: -0.75 DS/ -0.25 DC×150 → 1.0.
```

解读:右眼远视 50 度,最佳矫正视力 1.0;左眼近视 25 度,散光 25 度,150 度方向,最佳矫正视力 1.0。

总结

(1) 爸爸妈妈和孩子学会解读验光单,不仅可以节省时间,也有利于孩子责任意识的培养。

(2) 电脑验光单上 R/OD 表示右眼,L/OS 表示左眼,S 表示远视或近视度数,C 表示散光度数,A 表示散光轴位,VA 表示最佳视力。手写验光单上的近视与远视度数常常用 DS 表示,散光常常用 DC 表示,后面跟着的数值,就是矫正后的视力。

（3）电脑验光数据仅是一个参考值,可能存在一定的偏差。对于孩子及验配眼镜的患者,建议进行人工插片验光。

（4）小瞳验光常常是在不散瞳的状态下进行的验光,大瞳、扩瞳或速散验光指的是在散瞳状态下进行的验光。医生会根据孩子的实际情况,决定是否散瞳验光。

第三节　远视储备：孩子的视力储蓄银行

Q **孩子远视是正常的吗？**

A 孩子出现生理范围内的远视度数是正常的,随着年龄增加,远视度数会逐渐下降并发育为正视眼。

不得不说,当今的父母压力是真的很大,孩子还没出生,就努力开始攒钱,想着要把孩子未来的车子房子给安排妥当。但是,很多家长不知道的是,除了需要为孩子储备足够的银行余额外,给他们储存足够的远视储备"余额"也非常重要。

有的读者可能会惊讶,为什么远视还需要储备？远视不是一种眼睛的屈光疾病吗？别着急,我在门诊上也经常碰到家长们有这样的疑惑,在这里我来讲讲某次出诊时遇到的一个"远视"小男孩的故事。

一、生来就是"远视眼"

记得那一天,一个年轻时髦的妈妈领着一个小男孩来到我的诊室,她听朋友说小孩应该要定时到医院检查眼睛的发育情况,避免近视,于是想要来查一下小朋友的视力和度数。简单进行了初步检查后,我帮这个小男孩开具了视力和验光单,告诉这位妈妈扩瞳三天后再来验光。三天后,这位母亲带着验光单风尘仆仆地走进了诊室,还没坐下,就开始惊呼道:"柯医生,好奇怪,我和他爸爸都没有得过远视呢,我的孩子怎么会远视了呢?这可要怎么办呀?"

我看了一下病历本,这是一个 3 岁的小朋友,正常情况下当然是远视,如果不是远视,那他妈妈才应该着急了呢,而且他的验光数据显示双眼远视度数都在 300 度左右,属于正常的范围。于是,我招呼这位妈妈带着小朋友坐下,解释道:"别着急,你儿子的远视是正常的。我先跟你解释一下小朋友眼睛的正常发育是个什么过程。正常情况下,刚生下来的小婴儿眼球比较小,眼轴也短,因此新生儿的眼睛都处于远视状态。所以说,你和他爸爸呀,原来很小的时候也都是远视眼。一般来说,在 3 岁之前,小孩子都有 300 度左右的远视,这个时候的孩子可以说是远视储备的'小富翁'呢。因此呀,小孩子眼睛的远视状态一般都是正常的,我们叫作生理性远视,也叫远视储备。"

家长如释重负地点了点头:"原来是这样子,那就好。"但随后又有点不好意思地问了一句:"那他一直这样远视的话,以后对视力会有影响吗?现在是远视的话,以后就不容易近视吗?"这确实是一个很细致严谨的家长,我解释道:"小朋友的眼睛不会一直都是远视状态的。随着眼球逐渐生长发育,眼轴变长,远视的度数会逐渐变小,接近于正视眼,也就是眼睛度数为 0 的状态,这种从远视发展为正视的过程就像孩子长高一样,是一个正常的生长发育过程,我们称为正视化过程。"

歇了一口气,我继续说道:"也就是说,随着年龄增大,孩子的远视储备'余额'会被慢慢清空。因此,即使一开始孩子的眼睛有一定的远视度数,但如果过度用眼或者过度发育,消耗了太多远视储备的'余额',未来就很有可能造成远视账户余额为负的情况,负值也就意味着近视了。如果我们检查发现孩子目前的远视储备'余额'低于正常值,就需要注意未来近视的风险了。"因此,保护远视储备,相当于近视防控关口前移。

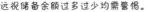
远视储备余额过多过少均需警惕。

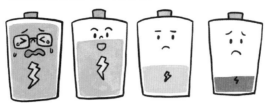

二、远视过于"富足"，警惕弱视风险

"那这么说，现在我孩子的远视度数越高越好啰？"

就怕家长们出现这样的误区，我赶紧解释道："可千万别这么认为，远视度数如果过高，是有可能伴发弱视的。因此，远视度数绝不是越高越好。另外，远视度数可不是唯一评判孩子眼球发育健康的标准，年龄、视力都是需要考虑到的。"

"视力是判断小儿眼球发育正常与否的重要指标。正常情况下，3～5岁儿童的正常视力不能低于 0.5，6 岁以上不能低于 0.7。如果出现双眼或单眼远视度数异常，超过了正常的生理远视储备范围，比如单眼的远视屈光度数超过 500 度，或双眼的远视屈光度数相差大于等于 150 度，或双眼矫正视力相差 2 行及以上，则需要警惕远视伴发弱视的可能性。因此，家长也要理性看待远视储备，远视储备并不是越多越好。"

这位妈妈继续问道："那我的孩子现在应该需要有多少的远视度数，才是正常的呢？"

"小朋友现在 3 岁，散瞳验光下来远视储备有 300 多度，视力有 0.6，这是属于正常范围内的，不用过度担心！"

三、远视储备"余额"需要动态观察

小男孩妈妈点了点头，问道："您前面说，小朋友的远视度数是会逐渐下降的，那一般要到什么时候远视度数才会消失呀？"

其实关于这个问题，很难给出一个确切的答案。在孩子的发育过程中，远视储备总体上虽然在不断减少，但通常不是直线下降的，有些阶段下降得快，有些阶段下降得慢，在某些阶段甚至不会有明显的变化。有研究发现，在正常情

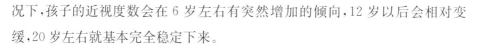

况下,孩子的近视度数会在6岁左右有突然增加的倾向,12岁以后会相对变缓,20岁左右就基本完全稳定下来。

另外,远视储备度数的变化也不单单受眼球变长这一单一因素影响,而是眼轴长度、角膜及晶状体屈光力等多个参数的动态匹配结果,每个人的远视储备变化也都各不相同。好比说,角膜、晶体等都是眼睛前面的一组组镜头,这些镜头的变化和焦距(眼轴)累加起来才是最后的度数。

因此,一次验光的结果表明远视储备低不一定意味着会变近视,还是要看动态变化过程。总的来说,远视储备的减少为孩子的近视防控敲响警钟。如果一个6岁的孩子远视度数低于75度,7～8岁低于50度,9～10岁低于25度,那么以后近视的风险就比较高。只有定期动态地观察远视储备和视力的变化,才能更加科学地评估孩子近视的倾向。

一般来说,孩子到15岁左右之后,眼睛就基本发育完成,远视或者近视度数都不超过50度,成为正视眼。但是现在的孩子普遍过早过多地近距离用眼,导致部分小朋友在6岁前就把远视储备"挥霍"一空,在小学阶段非常容易发展为近视眼。

年龄(岁)	生理屈光度均值
6	+1.38
7	+1.38
8	+1.25
9	+0.88
10	+0.75
11	+0.63
12	+0.50
13	+0.50
14	+0.38
15	+0.31

四、保护剩余的"远视存款"

这位妈妈长舒了一口气，"柯医生，我可不可以再问最后一个问题呀，怎么样才能保护我孩子剩余的远视储备呢？"

这是一个好问题！无论远视储备"余额"尚多还是不足，我们都应该保护好剩余的"远视存款"，避免过度透支。对远视储备不足的小朋友提前采用近视防控策略会收到事半功倍的效果，这些措施包括监督孩子使用正确的用眼姿势，避免长时间近距离用眼，陪伴孩子到户外玩耍，增加户外光照，注意营养均衡，等等。

我们建议孩子3岁以后可以每3～6个月到正规医院进行一次常规眼科检查，必要时进行散瞳验光，建立动态的屈光档案，这样可以帮助医生更好地评估孩子的屈光发育趋势，以便及早干预和预防近视。

总结

虽然远视储备的度数不是评判孩子视觉健康的唯一标准，但远视储备的过快、过度消耗仍然是一种预警。保护好远视储备，不要透支"远视存款"，让我们共同守护孩子的远视储备"余额"和视力健康吧！

第四节　低度近视就是假性近视吗

 • 什么是假性近视？低度近视就是假性近视吗？

- 假性近视是睫状肌过度痉挛，造成调节紧张，导致无法看清远处物体，产生"近视"的表现。
- 低度近视不一定就是假性近视，辨别真假性近视需要散瞳验光。

在电影《蜘蛛侠》中，主人公彼得·帕克被一只转基因蜘蛛咬到以后，获得了超能力。一觉醒来以后，他不仅身手敏捷，可以飞檐走壁，就连近视也消失了，即使不戴眼镜，眼前的一切也无比清晰。相信这也是无数被近视困扰的人心中最美好的愿望，但是现实往往不会像电影中演绎得那么美好。近视一旦发生，是不可逆的，只能控制其发展，尽量减缓度数的增长。

平时看门诊时，也经常会有家长问我这样的问题："柯医生，你们平时都说近视是治不好的，但是我听说近视有假有真，假性近视是不是可以治好啊？""我家孩子刚查出来近视，度数也很低，会不会是假性近视啊？是不是不用配眼镜，只要注意休息就能恢复啊？"

那么，近视到底有没有真假之分？低度的近视就是假性近视吗？下面就让我来为大家仔细讲讲吧。

每年暑假，都是家长带孩子来看门诊的高峰期。一次门诊中，一位母亲牵着已经戴上眼镜的孩子进入诊室，她告诉我，她发现孩子看不清黑板上的字了，还总是喜欢眯眼、揉眼睛。但是平时孩子每天要上学，放学回家作业又多，周末还要上兴趣班，根本没时间来医院检查。为了不影响上课看黑板，她就先带孩子到家附近的眼镜店验光配了副眼镜。后来听其他同学的家长说，有的孩子刚开始近视，是假性近视，还可以恢复。正好放暑假了，她就抽空带孩子来医院看看。说完这些，孩子的妈妈热切地注视着我，问道："柯医生，是不是真的有假性近视？假性近视能治好吗？"

其实，在疾病的分类中，并没有"假性近视"这一名称。"假性近视"这种说法最早由苏联学者提出，20世纪60年代，这一概念在亚洲传播开来。其中，日本学者最早受影响，我国也紧跟其后，让"假性近视"这一说法深入人心。所谓的假性近视，其实只是眼睛疲劳状态的一种表现，也叫睫状肌的调节痉挛，与真正的近视有着本质的区别。

我们的眼睛就像一台精密的照相机，其中最主要的两个部件是镜头和底片。人眼的晶状体，相当于照相机的全自动变焦镜头。而睫状肌，是位于眼睛内部的平滑肌，它可以通过调节晶状体的曲率来调节焦距，实现对远近事物的对焦。视网膜则相当于底片，只有当物体成像在视网膜上时，我们才能看清。

正常人看远时，整个眼睛处于放松状态，不需要调节，远处的物体就能通过镜头的折射汇聚在底片上，使我们得以看清远处的物体。而当我们看近时，由于近处物体发出的光是散开的，镜头需要更大的屈光力才能让物体成像在底片上，这时就需要睫状肌收缩，动用调节功能，使晶状体变厚变凸，从而让镜头的屈光力增加。看越近的物体所需要的调节力越大，而看远时则需要睫状肌松弛，减少调节力。

但是，所有的肌肉都有一个特性，那就是持续的紧张收缩很容易造成肌肉的疲劳和痉挛，睫状肌也不例外。如果我们长时间近距离用眼，睫状肌长期处于过度收缩状态，就会产生痉挛，使得调节放松的能力下降。在这种状态下，当我们需要看远时，由于睫状肌无法放松，晶状体持续凸起，不能复原，最终导致物体成像落在底片的前方，成像模糊不清。

这种由于睫状肌的调节痉挛，造成无法看清远处物体的"近视状态"，就被称为假性近视，又称调节性近视。睫状肌的调节痉挛与真正的近视不同，它只是表现出了一种近视的现象，并不存在器质性的改变。只要这种调节痉挛解除，近视现象也会随之消失，是个可逆的过程。

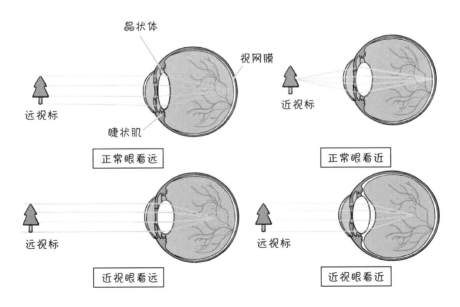

而真性近视则是由于眼轴、角膜或晶状体等因素发生了不可逆的器质性改变，无法自然恢复。其中，由于眼轴过长，导致成像落在视网膜的前方而不清晰

的,叫作轴性近视。而眼轴长度正常,由于角膜、晶状体等屈光因素发生改变所形成的近视,则称为屈光性近视。在临床上,绝大多数患者都是轴性近视。因此,真性近视一般是指轴性近视。

近视也不是简单的"非真即假"。部分真正的近视患者,同时伴有睫状肌的调节痉挛,这种情况也称为混合近视。在我平时的诊疗过程中,也会有一些成年的近视患者在做屈光手术前的全面检查中发现,散瞳验光后的度数下降了50度甚至更多。这就是真性近视中混杂的一部分调节性近视。

一、"散瞳验光"辨别"真假美猴王"

听到这里,这位家长迫不及待地接着问道:"我的孩子才刚近视几个月,度数也只有100度,应该是假性近视吧?"

其实,近视度数低的患者,有的可能是假性近视,但也有很多是真性近视。那么,我们究竟该怎样分辨真假性近视呢?

在《西游记》中,真假美猴王是最精彩的片段之一。真假美猴王出现后,天界各路神仙都头疼不已,唐僧用紧箍咒试不出来,南天门的天王用照妖镜也照不出来,神通广大如观音菩萨也无能为力。最后还是由如来佛祖轻松地揭破:"与真悟空同象同音者,六耳猕猴也。"那么能够辨别真假性近视的"如来佛祖"在哪儿呢? 那就是——散瞳验光。

散瞳验光在临床上称为睫状肌麻痹验光。正如前面所说,假性近视本质上是睫状肌的过度痉挛造成的调节紧张状态。因此,我们需要使用睫状肌麻痹剂来消除睫状肌的痉挛状态,从而解除调节紧张。因为儿童的调节力强于成人,用眼不当时,会比成人更容易产生睫状肌的调节痉挛,所以验光前必须使用睫状肌麻痹剂消除调节的影响,才能精确地检查出实际的屈光度数。《中国儿童睫状肌麻痹验光及安全用药专家共识》(2019年)建议,所有儿童初次验光均应在睫状肌麻痹下进行。由于使用睫状肌麻痹剂可使瞳孔快速散大,因此这个过程也称为散瞳。临床上常用的睫状肌麻痹药物有1%阿托品眼膏或凝胶、1%盐酸环喷托酯滴眼液和0.5%复方托吡卡胺滴眼液。

"简单来说,如果散瞳验光后的近视度数降低到50度以内,那就是假性近视;而如果散瞳后仍有50度以上的近视度数,那就是真性近视了。"

这位家长又接着问道："那散瞳要把眼药水点到眼睛里，会不会对眼睛有什么不良影响啊？"

这也是许多家长听到"散瞳验光"后担心的问题。其实，使用睫状肌麻痹剂滴眼的全身不良反应非常少，即使有也是轻微的。滴眼后也可以通过按压双眼的内眦部来避免药物流入口鼻，减少全身吸收。个别儿童在使用散瞳药物（特别是阿托品）后，会出现面红、眼红、口干、心跳加速等情况。用药期间家长需要密切观察，如果症状不重，可以给孩子多喝水以减少不适；症状严重的话，要立刻停药，一般也不需要其他特殊处理，停药后症状就会消失。

使用散瞳药物后，由于瞳孔变大，睫状肌暂时无法调节，可能会出现暂时性的视近物模糊、畏光等情况。因此，散瞳验光后的一段时间内要注意避免强光照射，防护紫外线，户外活动时，要戴遮阳帽或太阳镜。如果使用的是复方托吡卡胺滴眼液，一般在4～6小时内瞳孔及调节就可以恢复，而阿托品眼膏或眼用凝胶可能需要长达2～3周才能恢复。总的来说，散瞳验光是一种非常安全的检查方式，不会对眼睛造成损伤，家长们不必过度紧张。

二、争分夺秒，抓住假性近视的"窗口期"

在向这位家长简单介绍了散瞳验光后，我便开了检查单，让她带着孩子去做检查。不一会儿，她就拿着检查结果回来了，我一看，孩子散瞳验光近视125度。

"很可惜啊，你的孩子散瞳验光后还有125度的近视，现在已经是真性近视了。"

这时，家长不敢相信地问我："可是我的孩子从发现近视到现在才四五个月，怎么一下子就已经是真性近视了呢？"

其实，假性近视是近视"治疗"的一个重要窗口期。在假性近视期间，如果能够改善用眼习惯，适度用药，是有希望恢复视力的。但是这个窗口期很短，从假性近视发展为真性近视往往只有1～3个月的时间。家长们如果不能及时抓住这个窗口期，那么孩子很有可能在几个月内就不知不觉地发展为真性近视了。

因此，家长们一旦发现孩子有看不清黑板、眯眼看东西等视力下降的表现，就要及时带孩子到医院进行检查,不能盲目地给孩子配镜。

三、逆转假性近视,避免弄假成真

看到这里,家长们就要问了:"既然假性近视还有逆转的机会,那么具体应该怎样做,才能恢复正常视力,避免发展为真性近视呢?"

其实,对于假性近视,可以通过纠正不良的用眼习惯来放松睫状肌,进而缓解症状,甚至恢复视力。日常生活中,家长要引导孩子注意劳逸结合,尽量减少近距离用眼时间。看书写字 30 分钟后要让眼睛充分休息,可以向窗户外远眺,多看看远处的绿色植物。平时也要保持充足的睡眠,多多参加户外活动。

另外,孩子也可以适当地使用睫状肌麻痹药物,如阿托品。已有研究证实,阿托品可以解除调节张力,消除假性近视。

家长们也别忘了定期带孩子到医院进行眼科检查,以便及时掌握孩子视力及屈光状态的变化,以便早期发现,及时干预。

总而言之,低度近视不一定就是假性近视。当发现孩子有视力下降的迹象时,还是要及时到医院进行散瞳验光,才能确定近视的性质,获得准确的屈光度数。假性近视可以通过改善不良的用眼习惯来恢复视力,不需要配镜。而一旦确诊为真性近视,就要进行矫正,佩戴符合屈光度数的眼镜。

📌 总结

(1)假性近视是睫状肌过度痉挛,造成调节紧张,导致无法看清远处物体,产生"近视"的表现。可以通过放松睫状肌来恢复正常,并不需要配戴眼镜。

(2)低度近视不一定就是假性近视。辨别真假性近视需要散瞳验光。如果散瞳验光后的近视度数降低到 50 度以内,那就是假性近视;而如果散瞳后仍有 50 度以上的近视度数,那就是真性近视了。

第五节 视力提升到 1.0 是治愈近视了吗

Q ● 视力提升到 1.0 是治愈近视了吗？

A ● 近视所带来的眼轴变长是无法恢复，也不可能治愈的。
● 视力的提高不能作为近视改善的标准，还要关注屈光度及眼轴的变化。

随着我国儿童、青少年近视率的增加，近视低龄化、高度化的问题日趋严重，各种所谓的"近视治疗"方法也应运而生，除了来自"民间老中医祖传偏方"的针灸、艾灸等穴位治疗法、物理按摩疗法外，还有各种各样的"降度镜""增视护眼仪"。在各种电商平台上以"治疗近视"为关键字搜索，五花八门的治疗仪器映入眼帘，价格从 200 元到 3000 元不等，宣传语都写着"不用手术，治好近视和散光""模糊一滴清""快速提升视力""轻松摘镜""3 个月将视力从 0.5 提高到 1.0"。那么这些看似能在短期内实现视力快速提高，具有"神奇疗效"的"近视治疗"产品真的可信吗？孩子的视力提升真的就是近视被治愈了吗？

一、近视只能"矫正"，不能"治愈"

我们必须要明确的一点是，近视不能治愈！

2021 年 11 月，国家市场监督管理总局发布了《关于开展儿童青少年近视防控产品违法违规商业营销宣传专项整治行动的通知》，依法从严查处使用"康复""恢复""降低度数""近视治愈""近视克星""度数修复"等误导性表述对儿童、青少年近视防控产品进行虚假违法营销宣传的行为。2022 年 2 月 10 日，教育部、国家卫生健康委员会、市场监督管理总局三部门再次联合印发《关于进一步规范校园视力检测与近视防控相关服务工作的通知》,其中明确指出,在目前医疗技术条件下,近视不能治愈。该通知一经发布就得到了广大网友的关注,上了微博热搜,话题阅读量达 2.5 亿人次,讨论 4.9 万人次。

因此,对于那些大肆鼓吹"治愈近视""降低度数""近视克星"的"近视治疗"广告,家长们一定要擦亮眼睛,不能轻信。

近视时,眼睛在调节放松的状态下,平行光线进入眼内后聚焦在视网膜之前,导致视网膜上不能形成清晰的图像,看远时模糊不清。眼轴、角膜和晶状体等因素的改变都会导致近视的发生。大部分近视由眼轴变长所致,而这种眼轴长度的变化属于器质性改变,一旦发生是无法恢复的,就像人的身高一样,长高了就无法再变矮了。

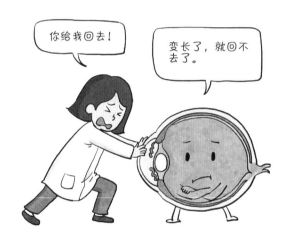

你给我回去!

变长了,就回不去了。

这时候,有些读者可能就要问了,我们之前介绍的假性近视怎么就能够恢复正常呢?

正如前文所说,假性近视是由于睫状肌的调节痉挛,眼轴并没有延长,因此,严格说起来并不是真正的近视,只是一种疲劳状态。而这种肌肉的调节状态恢复了,近视现象就会消失。

一些商家可能会借"假性近视"这个概念来混淆视听,抓住家长们的侥幸心理,让他们以为孩子的近视是假性的,可以治疗的。而这些所谓能"治愈近视"的产品,可能只是起到放松眼睛、缓解视疲劳的作用,最多可以治疗一下假性近视。因此,在不明确孩子真正的屈光状态时,还是应该到正规的医疗机构进行规范的眼科检查，寻求科学的治疗方法。

那么我们眼科医生是怎么治疗近视的呢？

目前临床上所采用的光学眼镜、角膜塑形镜及手术等方法都是通过改变光线的折射路径来适应变长的眼轴，使光线再次聚焦在视网膜上。而局部用药，如阿托品，则是通过延缓眼轴增长来控制近视的进展。因此，对于近视，只能进行"矫正"，而非"治愈"。近视所带来的眼轴变化和高度近视可能伴发的眼底病变，是无法恢复，也不可能治愈的。

二、不要光看视力，别忘了屈光度和眼轴

我在门诊中就曾经遇到过这样一个案例：孩子的父母都是大学教授，平时十分注重对孩子的教育。在发现孩子的视力明显下降后，就带他到医院做了检查，结果发现孩子已经有了 100 多度的近视。随后，焦急的父母在多方打听之后了解到，采用中医"梅花针叩刺"的方法可以提高视力，治疗近视，于是就带孩子去"敲梅花针"了。

孩子的妈妈告诉我，所谓的"敲梅花针"，就是消毒后，将针轻轻敲打在孩子的穴位上，每次敲完，都会测一下视力。孩子治疗了一年，效果不错，裸眼视力从 0.6 上升到了 1.0。

然而，她最近发现孩子的学习成绩下降了，老师也反映他上课容易开小差。等孩子回家，仔细询问后才知道，他上课还是看不清黑板，平时写作业也需要贴近书本才能看清。因为害怕视力变差被父母责备，所以孩子从来不敢和父母说。

于是，时隔一年之后，这位母亲再次带孩子来医院就诊，她困惑不已："柯医生，我就搞不懂了，明明孩子每次敲完梅花针的视力都不错，我们平时在家给他查的视力也很好。怎么他到学校还是看不清呢？"

要解答这位母亲的困惑，我们就要先了解一下视力检查。

视力又称视觉分辨力，是眼睛能够分辨外界两个物点间最小距离的能力。由此可以发现，眼睛能否清楚分辨物体，是需要通过人的主观感受表达出来的。因此，视力检查是一个心理物理学过程，需要根据被检者对视标清晰度的主观感受来进行评价。由于每个人的主观感受不同，难免会有不同程度的波动。对

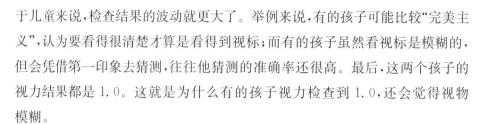
于儿童来说,检查结果的波动就更大了。举例来说,有的孩子可能比较"完美主义",认为要看得很清楚才算是看得到视标;而有的孩子虽然看视标是模糊的,但会凭借第一印象去猜测,往往他猜测的准确率还很高。最后,这两个孩子的视力结果都是1.0。这就是为什么有的孩子视力检查到1.0,还会觉得视物模糊。

此外,标准的视力检查在检查距离、视力表的高度以及环境照明等方面都有相应的规范,而在家中自行检查视力时可能并不规范。比如,视力检查的标准要求为保持5米距离,选用国际标准对数视力表。而为了节省空间,家中可能会采用等比例缩小的2.5米或3米专用视力表。在5米内,眼睛会产生近距离的调节,引起误差。另外,家长们自行给孩子检查视力时,也要注意孩子辨认视标的反应时间。一般来说,每个视标的辨认时间不应超过5秒。而有的孩子为了争取多向下看一两行,即使看不清楚,也要使劲眯眼、眨眼、歪头,试图看清楚。这种错误的努力,可能会导致检查结果的误差。因此,家中所测的视力只能作为参考,不能反映孩子真实的视力情况。

而某些所谓"治疗近视"的方法,其实是利用了大脑的"模糊适应现象"让视力暂时提高,并未真正治疗近视。大脑对模糊的认知是一个逐渐适应的过程。也就是说,随着时间的流逝,大脑会适应模糊的视觉,原本认为不清楚的物像也会变得清楚,对模糊物像的分辨能力也就提高了,因此,视力就"提高"了。但这只是在表面上"提高"了视力,如果不注意用眼习惯,在孩子的生长发育阶段,随着眼轴的增长,近视仍会逐渐加深。当近视加深到一定程度,超过了大脑所能容忍的模糊范围,视力就会断崖式地下降。

听到这里,孩子的妈妈又问道:"那到底应该怎么检查孩子现在的近视情况呢?"

其实,很多家长只知道看视力,误以为裸眼视力提升到1.0,就是不近视了。其实不然,视力1.0也有可能是近视。而且,裸眼视力和近视度数之间并没有一个对应关系,而是因人而异。同样是0.2的视力,有的孩子可能是近视100度,有的则是近视300度。

总之,改善视力的方法有许多,我们也不能全盘否定传统中医和各种民间偏方,但对疗效的过度夸大可能会耽误孩子们用正确的方式控制近视的增长。

短暂的视力提升并不意味着屈光状态恢复正常,也无法阻止近视的进展。因此,家长们不能仅以裸眼视力的提高作为孩子近视改善的标准,还是要定期监测孩子屈光度及眼轴的情况。

三、眼镜的"不白之冤"

于是,我给这个孩子开了相应的检查。做完检查之后,孩子的妈妈带着孩子回到了诊室。我一看结果,孩子的近视度数已经增长到 300 度了,眼轴也接近 25 mm。我告诉孩子的妈妈:"眼轴是最客观的数据,孩子的近视比起一年前加深了,现在必须要戴眼镜矫正。"

但是,孩子的妈妈告诉我:"我们一直都不希望孩子戴眼镜,就怕孩子一旦戴上眼镜,以后近视的度数会越来越深。"

确实,很多家长都有这样的顾虑。其实,近视度数的增长和眼镜是没有关系的,眼镜只是起到矫正视力的作用。相反,近视以后如果拖延不配镜或者戴不合适度数的眼镜,孩子就会由于视物不清而不自觉地眯眼,加速近视的发展。而孩子戴上了合适的眼镜后,视物变得清晰,眼睛不再疲劳,反而减缓了近视的加深。研究表明,佩戴符合屈光度数的离焦眼镜不仅能矫正视力,还可以控制近视度数的增长。

当然,家长们如果实在不想让孩子戴眼镜,也可以选择角膜塑形镜,或是在孩子成年后进行手术摘镜。但无论做什么选择,都应该到正规医院的眼科寻求科学的治疗,不能"病急乱投医"。

总而言之,近视是不可逆的。裸眼视力的提升并不代表近视被治愈了,不能仅以视力的提高作为近视改善的标准,还要关注屈光度及眼轴的情况。

⚙ 总结

(1) 近视所带来的眼轴变长是无法恢复,也不可能治愈的。

(2) 视力的提高不能作为近视改善的标准,还要关注屈光度及眼轴的变化。

第六节 夜晚看灯像看烟花,可能是散光了

Q • 散光是怎么造成的?

- 视物出现重影,可能是散光了。
- 遗传因素、揉眼睛等都可能导致散光。
- 高度散光要警惕圆锥角膜的风险。

身体的任何一个器官,都是经过精心设计的极其精巧的"仪器"。作为一名眼科医生,我很享受在裂隙灯下检查患者眼睛的时刻,无论年龄、性别,裂隙灯下的眼眸都是那么闪耀,可以清晰看见晶莹剔透的角膜、沟沟壑壑的虹膜,形容眼里有星河也不为过。我们谈起欣赏或者喜欢的人时,常常会形容"他(她)眼里有光"。眼睛可以传达太多的情绪,而眼中的光,为这个世界带来了很多积极美好的信息。但是,眼睛的"光"也并不全是美好的东西,在这里,我就想说说眼睛的一种不太好的"光"——散光。

一、从灯到烟花的"旅程"

在门诊上,我经常听到家长批评孩子爱眯眼睛。有一次出诊,我碰到一个眼睛大大的小女孩,也就六七岁,被妈妈领着进了诊室,一副活泼好动的样子。家长一进诊室,就开始细数小朋友的"罪状":"医生啊,最近我女儿看东西老是眯着眼睛,特别是在晚上看到路灯,总是喜欢眯着眼睛盯着玩好半天,我上网搜了一下,人家说喜欢眯眼睛可能是小孩子近视了,我想着还是赶紧带来检查一下。"

"好的,别着急啊,我先来问问小朋友。小朋友,你眼睛这么漂亮,睁开看东

西不好吗，为什么要眯着眼睛看灯呢？"

这小女孩倒也不含糊，小大人似地起了个范说："我觉得灯看上去好漂亮，和我在迪士尼看的烟花好像，眯着眼睛看好像觉得烟花更好看了，你们不觉得吗？"

看着她天真烂漫的小表情，听着这小奶音，我也差点被逗笑，但还是拿出医生的威严教育了一下这个小家伙："你的眼睛如果好好的，看灯就不会像烟花。以后不能再眯着眼睛看东西哦，要看烟花就去迪士尼看，再这么继续把灯当成烟花看，以后就会戴上厚厚的镜片，你这么漂亮的大眼睛都要被遮住了。"

我教育小姑娘的话并不是危言耸听，绚烂的"烟花"固然好看，门诊上可不缺在早期不注意用眼而导致近视和散光度数迅速增加的例子，而眯眼睛就是错误用眼的典型例子。

教育完小姑娘，我在裂隙灯下初步检查了小女孩的眼睛，向这位妈妈和小朋友解释了散瞳验光的注意事项，便开了角膜地形图和验光等检查让她们去做。过了一会儿，这位妈妈带着孩子回来了，果然是有 100 多度的近视和 200 度的散光。

二、并不都是爸爸惹的祸

虽然人们对于散光的熟悉程度可能不如近视，但其实散光是个很常见的屈光问题，在门诊上随便拉个患者去验光，十个里估计有六七个有一定程度的散光。近视就像我们手机相机对不准焦的时候，没有办法在视网膜这个底片上形成清晰的图像，而散光则是因为角膜在不同的经线上的曲率不一样，在视网膜的前后呈现了不同的图像。所以，近视患者看东西是一片模糊，而有的散光患者像这个小姑娘一样，看灯成"花"，还有的散光患者把一个苹果看成两个苹果，甚至在看工资条的时候多看出几个"0"。散光患者容易出现视疲劳，甚至出现头痛。

孩子妈妈看上去有些丧气，想要为这一切找到一个合理的解释："孩子她爸爸有两三百度散光呢，这是不是因为她爸爸遗传给她的呀？"

孩子妈妈这话虽说也不是毫无依据，但也不能让爸爸背了全部的锅。"散光确实是有一定的遗传原因的，爸爸或者妈妈是高度散光，孩子患上高度散光

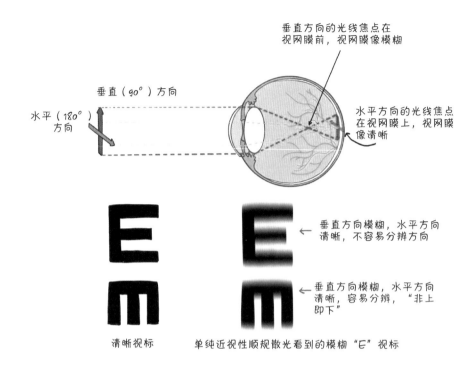

垂直方向的光线焦点在
视网膜前,视网膜像模糊

垂直 (90°) 方向

水平 (180°)
方向

水平方向的光线焦点
在视网膜上,视网膜
像清晰

垂直方向模糊,水平方向
清晰,不容易分辨方向

垂直方向模糊,水平方向
清晰,容易分辨,"非上
即下"

清晰视标   单纯近视性顺规散光看到的模糊"E"视标

的概率也更大。但是造成散光的原因也不仅仅只有遗传因素,有些小朋友总喜欢揉眼睛,或者像你女儿一样爱眯眼睛,就可能会造成角膜的不规则性增加,引起散光度数的增加。"

三、减慢散光前进的脚步

听我分析完可能的原因,小朋友的妈妈继续担心地问道:"那散光有什么治疗方法吗? 还有恢复的可能吗?"

门诊上不论是接诊散光还是近视的孩子,总能听到孩子爸妈抱有这样的希望,期盼着能把已经出现的真性近视和散光再给治回去。我摇了摇头:"今天是散瞳做的检查,所以这是真性的近视,想要恢复到以前是比较难了,我们能做的只能是尽量控制度数的增加。目前你女儿的散光度数不是特别高,角膜和晶体也没有明显的异常,不用太过于担心。你看,她负散光的轴位是 90,属于逆规散光,相比于轴位在 180 左右的顺规散光更容易导致近视的发生发展,所以这个度数还是需要配戴框架眼镜进行散光矫正的。另外呀,小朋友以后要好好纠正用眼习惯，不要揉眼睛、眯眼睛，多在户外沐浴阳光，尽量把度数控制好。有一些顺规散光随着生长发育会有所减轻的。"

在临床上，类似于这样的规则角膜散光患者比较多见。一般来说，对于275度以内的规则散光，大多是可以选择配戴框架眼镜或者散光软性隐形眼镜来进行矫正的；如果散光超过275度，框架眼镜矫正的效果更稳定，或者也可以使用硬性透气性隐形眼镜（RGP）来进行矫正。另外还有一些患者的散光不是发生在角膜，而是发生在晶状体，比如出生时就有先天性白内障的患者，或是随着年龄增加或疾病因素导致晶体混浊而产生白内障的患者，常常伴有晶体散光的增加。和上面那个小女孩不同，这类散光往往是不规则的，只通过配戴框架眼镜或者隐形眼镜难以矫正，通常需要通过手术治疗晶状体的原发疾病。

四、别让角膜"露出尖尖角"

但是，并不是所有的散光患者都像上面那个小女孩一样"幸运"。我曾经接诊过一个近视伴散光的男孩，戴镜矫正视力总是无法达到1.0，他父母带着他四处寻医，做了无数眼底检查，也没有发现什么明显的异常，家长也非常苦恼。简单问诊后，我给男孩进行了初步眼部检查，并没有发现明显的异常。但作为屈光角膜专业的医生，对于散光度数较高且矫正视力不佳的患者，我一向保持较高的警惕性。对于角膜的一些微小改变，裂隙灯的检查精度并不够高，因此我给他开具了角膜地形图的检查，想要看看他视力不佳的原因是不是出在角膜上。

果不其然，角膜地形图的检查结果显示角膜后表面高度过高，部分区域的角膜厚度也有明显变薄，结合他矫正视力不佳的情况，我给这个男孩打出了"圆锥角膜"的诊断。

这个不太幸运的男孩和那个幸运的小女孩同样都是发生在角膜的散光，为何会如此不一样？简单来说，小女孩发生的角膜散光是规则散光，而男孩圆锥角膜导致的则是不规则散光。圆锥角膜是导致不规则散光的重要原因之一，如果把正常角膜看成一个圆滑的球面，典型的圆锥角膜则是在光滑球面上凸起了一小块，露出了"尖尖角"，但早期的圆锥角膜可能难以通过肉眼观察到，这个时候，角膜地形图检查就显得特别重要了。

我问了一下家长："孩子平时是不是经常揉眼睛？"

家长回答："是的，经常看到他揉眼睛，也说过他，但觉得这是个小问题，我们也确实没有太在意。医生，揉眼睛和他的病有什么关系吗？"

我说："有的，关系很大。揉眼睛是圆锥角膜最重要的危险因素。"

四处寻医后总算有了个比较确切的诊断结果，但是家长心里这块大石头依然悬着。他爸爸叹了一口气："这个情况有什么好的治疗方法吗？"

我解释道："圆锥角膜按照矫正视力是采用分级治疗原则的，您的孩子建议使用硬性透气性隐形眼镜（RGP），一方面可以矫正散光，另一方面可以控制圆锥角膜的发展。"

为了让家长更加重视这个问题，我继续讲道："但是使用RGP不是万能的，如果还继续揉眼睛的话，圆锥角膜会继续发展，角膜继续变凸，进一步影响视力，极端严重的情况甚至需要角膜移植。如果长期觉得眼睛不舒服、痒，那么可以使用药物来辅助治疗。另外戴RGP也是需要定期复查的。"

总结

一般情况下，散光本身可能并不是个大问题，目前已经有很多有效的矫正手段。但是，对抗散光的进展一定是一场持久的战役。特别高度数的散光或者散光一直有波动的人，一定要格外小心，定期复查，警惕圆锥角膜的风险。

第七节　一拳一尺一寸——好坐姿的秘密口诀

Q 坐姿不当会引起近视吗？

A 坐姿不当很容易导致不好的用眼习惯，使近视的发生风险增加。

随着生活节奏的加快，久坐几乎成了现代人无法避免的事情，而对于还处在眼球发育阶段的孩子来说，坐姿就显得格外重要了。我在门诊经常碰到家长抱怨孩子的坐姿太差，说他们"也不知道是用手写字还是拿鼻子写字"。其实这样的担心还真是必要的，坐姿问题在近视发生发展中的作用可不容小觑。这一节我就来谈谈坐姿的问题。

一、坐姿有多重要

古语云："站如松，坐如钟，卧如弓，行如风。""坐如钟"是指我们坐的时候要像钟一样端正，这里的钟不是指钟表，而是古代的一种打击乐器，也就是坐的时候身体保持正直，脊柱似乎都感觉不到了，身体内仿佛是空的，而全身还是松而不懈的状态。坐姿对儿童、青少年正常的生长发育有着重要意义。

2019年世界经合组织宣布的第七轮国际学生评估结果显示，我国部分地区联合体（北京、上海、江苏、浙江）的小朋友平均每周的阅读时长为57小时。这就意味着孩子平均每天学习8个多小时，有的孩子还要画画、做手工等，坐着的时间就更长了。并且随着学历的不断提高，学习压力也愈加繁重，初中生、高中生几乎一整天都坐在书桌前，我想这是大部分国内青少年的生活状态。

美国香巴拉出版社曾经出版过一本名叫 *Pain-Free Sitting，Standing，and Walking*（《无痛坐、站和行走》）的书，书中提到：人在清醒状态下，除去坐姿、站姿和走路这三个基本的姿势之外，其他的各种姿势只使用不到1％的时间。所以如果这些姿势中的某一个出了问题，也就意味着生命里的相当一部分时间在维持一个错误的姿势，某个器官、组织可能长期处于紧张的状态，这会对这个器官或组织造成多大的伤害呀！

孩子坐姿错误最常见的危害之一就是导致近视。眼睛是心灵的窗户，可是长期错误的用眼习惯会对眼睛造成不可逆的伤害，让这扇窗变得不再那么明亮和干净，甚至透过"窗户"看到外面的世界都是模糊的。如果你现在到孩子的学校巡视一圈，没准会发现大部分学生的坐姿是不正确的，甚至他们正在趴着看书和写字。

孩子的坐姿不对，可能趴着、歪头、弓背或者把头枕在胳膊上，长时间近距离用眼,可导致视疲劳,眼睛的肌肉长期处于疲惫状态时就会逐渐失调,对视力造成很大影响。同时,由于用眼姿势错误,两只眼睛与书本的距离不同,双眼的用眼状态不同,还可能造成双眼近视度数不对称,引发屈光参差和斜视等问题,这也回答了我在工作中很多家长会问的问题:"为什么我家孩子这只眼睛的度数比另一只高这么多?"

此外,长时间坐姿不当还会使肌肉一直处于劳累状态,不仅孩子,成人都可能会经常抱怨颈部和腰背部肌肉酸痛。并且由于青少年还处于发育阶段,肌肉的力量远远不如成年人,骨骼的韧性也较高,长期坐姿错误容易引起椎体偏移、脊柱侧弯等严重的脊柱问题。有的家长会发现,自己家的孩子因为驼背,看起来总是和其他小朋友不一样,有种"老气横秋"的感觉。坐姿错误导致的脊柱问题除了对美观产生影响以外,对身体的正常发育也会产生不良后果,甚至容易造成运动功能障碍。

二、什么是正确的坐姿?

究竟什么样的坐姿是正确的呢? 其实这并没有完全统一的标准,因为每个人的体型比例、生活习惯各有差异,但调整坐姿有一些基本的要素。首先,桌椅的高度要适合孩子的身体需求,座椅的高度要求坐着时两脚可以自然分开平踩到地面,大腿与小腿基本垂直,背挺直时,上臂自然下垂的肘部低于课桌三四厘米。家长可以选择有伸缩功能的课桌椅,方便及时调整。

其次,坐着时头部端正,下巴和头收回,身体坐正,背部挺直,两个手臂自然撑开,胸部舒展。在这样的坐姿下,眼睛和书本有一定距离,脊柱有适当的曲线,呼吸顺畅,孩子也比较放松和舒服。

这里有一个保持正确坐姿的秘密口诀:"一拳一尺一寸"。

"一拳"是指胸部与书桌之间保持一个拳头(6~8厘米)的距离。这个距离下孩子可以把手臂自然轻松地放在桌面上,从而避免孩子养成身体紧靠书桌,甚至趴在桌面上阅读学习的坏习惯。如果身体离书桌太近,手臂不能自然撑开放在桌面上,而且离得太远,手臂悬空,也会影响握笔的姿势。

中小学课桌椅尺寸表

身高范围/cm	课桌桌面高/cm	课椅座面高/cm
≥180	79	46
173～187	76	44
165～179	73	42
158～172	70	40
150～164	67	38
143～157	64	36
135～149	61	34
128～142	58	32
120～134	55	30
113～127	52	29
≤119	49	27

"一尺"是指眼睛和书本之间保持一尺(约 33 厘米)的距离。在看东西时,眼睛和物体的距离越近,睫状肌需要调节的程度越大,容易发生调节痉挛。睫状肌长期疲劳,调节能力可能就不那么"灵敏"了,需要看远调节时,就会因为调节力不足而看不清。

"一寸"是指握笔的手指和笔尖的距离保持一寸(约 3 厘米)远。握笔的姿势也与孩子近视的发生发展相关,错误的握笔姿势可能会造成书写费力、影响坐姿,因此握笔的姿势也非常重要。

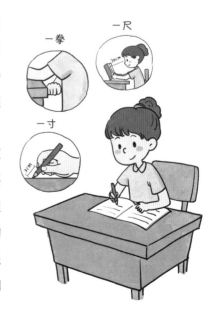

为了保持好自己和孩子的良好坐姿,家长们真是费尽了心思,"经常提醒他(她)要注意坐姿,但一不留神他(她)又东倒西歪了"。除了经常监督提醒外,有的家长还购买了一些辅助工具来调节,比如矫姿带、坐姿纠正器等。但有些辅助工具可能会影响孩子的正常身体发育,而有的矫正器并不利于良好坐姿习惯的养成,用了一段时间后,孩子一旦感觉疲惫就会直接趴在矫正器上。因此,家长们在选购辅助工具时也要注意,好的辅助工具不仅不会给他们的身体带来伤害,还能让他们养成良好坐姿的肌肉记忆。

三、成人也要注意坐姿

除了学生外,很多上班族们也是每天对着电脑生活,最典型的坐姿便是头部前倾和肩胛骨前移。

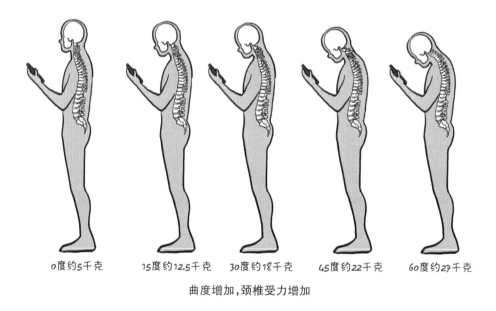

0度约5千克　　15度约12.5千克　　30度约18千克　　45度约22千克　　60度约27千克

曲度增加,颈椎受力增加

这种姿势会对脊柱产生很大压力,颈椎病等问题层出不穷。此外,虽然成年后眼球发育成熟,近视度数不会因为生理发育继续加深,但成人长期坐姿不当和高强度持续用眼也会引起视疲劳和迟发性近视。

我曾经在门诊遇到一个30岁的患者,说最近看东西变模糊了,眼睛也特别容易干涩、疲劳,仔细一问,原来他每天在电脑前工作超过8小时。检查发现双眼在半年内涨了将近100度后,患者还惊呼:"我以为自己成年了不会再近视,所以总是放肆地用眼!"所以除了小朋友要关注坐姿引起的健康问题外,成人也千万不可大意。

总结

　　小朋友的错误坐姿会增加近视发生发展的风险,还会引起驼背、脊柱侧弯等问题,严重的甚至会影响孩子的正常发育;而成人虽然眼球发育成熟了,但长期不正确的坐姿和近距离用眼还是会增加视疲劳和迟发性近视的患病风险。因此无论是小朋友还是成人,都应该遵循"一拳一尺一寸"的原则,养成良好的正确坐姿习惯。

第八节　握笔姿势比你想象中的重要

Q · **正确的握笔姿势是什么样的?**

A · 正确的握笔姿势应该遵循四个关键点、两条线、角度和弧度的原则,手握起来像一只啄木鸟。

　　曾经有家长带着一个小朋友来找我看病,小朋友非常活泼可爱,写病历本封面时还主动要求自己写名字。结果她接过助手递过来的笔开始书写后,我定睛一看,这握笔姿势不对呀!小朋友写字时几乎整个大拇指都贴着纸面,由于手挡住了视线,还得歪着头来写,脸都要贴到本子上了,长期如此,难怪会发生两个眼睛近视不对称。家长听完我说的话,惊讶地说:"她平时一直这样写字的,我们从来没注意过!"还纳闷说,不但字写得歪歪扭扭,眼睛还近视了。

　　其实小朋友的握笔姿势比我们想象中的重要,原卫生部近视眼重点实验室主任褚仁远教授就曾经对近视的青少年进行过一项调查。他选取了300个不近视的学龄期儿童,记录他们的握笔姿势,同时在门诊记录300个近视儿童的握笔姿势并进行分析,结果发现,近视的发生和不同的握笔姿势相关,近视度数的增加也和姿势有关。

传统的观念要求孩子写字时手指与笔尖的距离保持3厘米,却并没有强调握笔姿势的重要性,有的家长只关注了孩子的坐姿,"只要求他眼睛离作业远一点就行",却不知道握笔姿势错误也是近视的"帮凶"。小朋友握笔姿势不当,握笔力度难以掌握,为了能控制笔,手指会越来越靠近笔尖,而这样又会挡住自己的视线,写字时头就越来越低、越来越歪,甚至趴着写字,长期如此就不知不觉地近视了。而正确的握笔姿势不仅能保证书写自如,提高书写水平,减少疲劳,而且能促进少年儿童身体的正常发育,预防近视、斜视、屈光参差、脊椎侧弯等多种疾病的发生。

一、正确的握笔姿势

我们要明白,正确的握笔姿势是从人体工程学角度出发,根据每个人的生长发育情况、书写习惯等可以略有不同,但需符合以下条件:首先不能损害孩子的健康,比如导致近视、屈光参差、脊柱侧弯等健康问题;其次不能影响孩子的书写速度,如今孩子学业压力大,错误的握笔姿势可能还会让孩子写字慢、写字累,加重孩子的厌学情绪;最后还要考虑书写的美观程度。

总的来说,正确的握笔姿势需要遵循几个原则:四个关键点、两条线、角度和弧度。

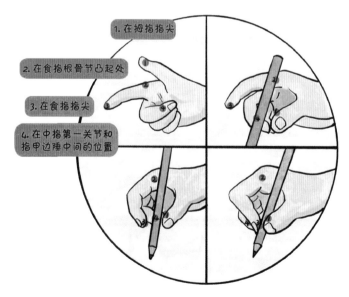

四个关键点

第一个关键点是拇指第一指节腹侧靠食指上方。这个关键点接触笔杆。

第二个关键点是食指指尖靠中指一侧。握笔时这个关键点靠近笔尖，也就是食指在前，拇指在后，并且拇指和食指不对碰。这个时候还要注意指尖离笔尖不能太近，大约是一个指节的距离，也就是"一拳一尺一寸"里的"一寸"，因为手和笔的接触面积增大，手对笔的控制也增加了。

第三个关键点是中指靠近食指的侧面，第一指尖关节线往上。

第四个关键点是食指掌指关节附近，根据个人习惯进行调整，位置稍微偏上或偏下都可以，但不能放在虎口处或离得太远，这时候就可以把眼睛和笔尖的视线让出来了。

两条线

可以拿一支笔从孩子拇指外侧越过手腕到手臂画一条直线，让他进行正常书写，书写时直线不能太弯曲，也就是小臂和拇指根部呈一条自然的直线，否则就成了前面说的扭转型错误握笔姿势。这是第一条线。

第二条线是从手掌外侧向小指外侧画一条直线，书写时这条线应该呈自然弯曲的状态。横向书写时，这条线在手掌处的隆起是手的主支点，靠手腕的发力来完成书写；写其他笔画时，支点在这条线的其他隆起部位，这个支点不是固定的，而是根据书写的笔画进行变化的。

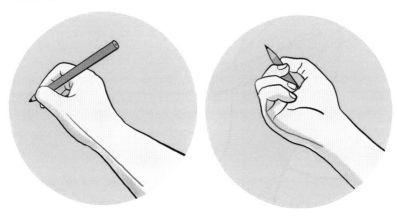

角度和弧度

如果在桌面上画一个时钟,自然握笔时手臂应该在 5 点左右,握住的笔尖大概朝向 11 点左右,笔杆和手臂的角度大概呈 60°。当然,这并不是严格标准,如果书写过程中发现两个手指发力不协调,或者感到不舒服,可以适当进行调整。

二、来给孩子的握笔姿势做个检查

看到这里,很多家长可能已经把孩子叫过来演示握笔姿势了。除了直接观察他们的握笔姿势以外,还有一种方法可以检查孩子的握笔姿势是否正确。家长们可以让孩子拿出笔和纸,在腕骨支点不动的前提下画横线、竖线和圆圈,如果握笔姿势不对,孩子们很难画出超过 4cm 的线,或画出的圆圈很小,这是因为错误的握笔姿势限制了孩子的书写范围,画到一定长度后需要张开手指才能继续。

我在儿子很小的时候就教他正确的握笔姿势:手腕可以动,手掌是空心的,握起来像一只啄木鸟。他一开始很认真地听,也养成了好的握笔习惯。后来他发现他们班上小蔡同学的握笔姿势跟他的很不一样,写的时候手像躺在桌子

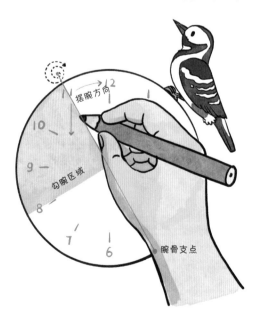

上,小蔡同学还跟他说:"这是美国总统奥巴马的握笔姿势,而且我的爸爸妈妈不近视,我才不会近视呢!"儿子回家告诉我后,我还偷偷和他打赌,说小蔡同学如果不改正握笔姿势的话,以后肯定会近视的,他将信将疑。到了五年级,儿子有一天放学回来跟我说:"妈妈,小蔡同学今天戴了一副眼镜来上课,他真的近视了。"

如今孩子们的学习任务不断增加,近视的发生率也呈现出逐渐

增高的趋势，而大部分家长缺少对握笔姿势的关注，是一个近视防控的"盲点"，但其实握笔姿势比想象中重要多了。3.5 岁到 5.5 岁是儿童握笔姿势的迅速发展期，大部分儿童的握笔姿势在 5.5 岁发展成熟，在 5.5 岁至 6.5 岁发展相对平缓，如果等到孩子上小学再进行调整、纠正就非常困难，就像用筷子一样，俗话说"三岁看大，七岁看老"，因此家长们一定要注意把握住关键时期，让孩子养成良好的握笔习惯。当然，如果孩子已经养成了错误的握笔习惯，也一定要及时纠正，防止这种坏习惯继续损害孩子们的视力和健康。

总结

握笔姿势比我们想象中重要多了，正确的握笔姿势应该遵循**四个关键点、两条线、角度和弧度的原则**，手握起来像一只啄木鸟。错误的握笔姿势会使近视发生发展的风险增加。3.5～5.5 岁是儿童握笔姿势的迅速发展期，大部分儿童的握笔姿势在 5.5 岁发展成熟，因此家长们要把握时机，教会孩子正确的握笔姿势，帮助他们养成好习惯。

第九节 "目浴"阳光，不只是沐浴阳光

● 如何通过"目浴"阳光来有效预防近视？

● 参加适度的户外活动，让眼睛沐浴在大自然的光线之下，可以预防近视。
● 每天至少户外活动 2 小时，每周至少 14 小时。通过化整为零，分散时间进行户外活动，对于预防近视更有效。

有一个既简单便捷又经济实惠的方法来预防近视，那就是——"目浴"阳光。

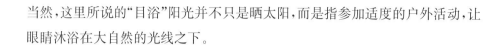

当然,这里所说的"目浴"阳光并不只是晒太阳,而是指参加适度的户外活动,让眼睛沐浴在大自然的光线之下。

一、"目浴"阳光真的可以预防近视吗?

有些读者可能会好奇,就这么简简单单地在户外活动活动、晒晒太阳,真的有预防近视的作用吗? 其实,适当的户外活动作为预防近视发生的保护性因素,已经在学术领域得到了广泛的认同。

2007 年发表于 *Investigative Ophthalmology & Visual Science* 的一项流行病学调查发现,随着孩子每周参加户外活动的时间增加,发生近视的风险也逐渐降低。而即使父母双方都近视,当孩子每周的户外活动在 14 小时以上时,其发生近视的风险与父母仅有一方近视的孩子相当。

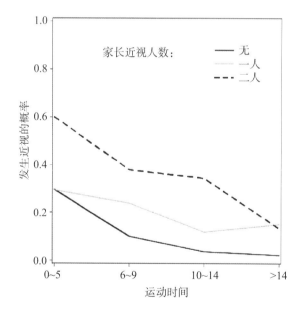

我们再来看看另一项流行病学调查,Rose 等人在 2008 年发表于 *Archives of Ophthalmology* 的研究比较了生活在悉尼和新加坡的 6～7 岁华裔儿童的近视率及其危险因素。他们发现,新加坡华裔儿童的近视率为 29.1%,远远高于悉尼华裔儿童的 3.3%。有趣的是,悉尼的华裔儿童每周进行阅读等近距离用眼活动的时间要比新加坡的华裔儿童多。但是,新加坡的华裔儿童每周进行户外活动的时间仅为 3.05 小时,而悉尼的华裔儿童每周进行户外活动的时间则多达 13.75 小时。户外活动时长的不同是造成两地儿童近视率差异的重要因素。因此,对于爱看书的孩子,家长们并不需要过度担心,可以通过增加户外活动来预防近视的发生。他们随后的研究也进一步证实,在排除了近距离用眼、父母近视情况和种族等因素以后,孩子参与户外活动的时间越长,近视的发生越少。

在我国进行的多项研究也发现,坚持适度的户外活动,让眼睛经常沐浴在大自然光线下可以有效降低青少年的近视发生率。2014 年发表于 *Investigative Ophthalmology & Visual Science* 的一项随机干预研究中,将广州的 12 所小学随机分为干预组和对照组,观察一年级学生的近视情况,干预组学校每天增加 45 分钟的户外活动课,而对照组学校则保持原有的活动时间,3 年后,干预组学生的近视发生率比对照组低 23%。

2017 年 6 月 6 日,国家卫生健康委员会联合教育部、国家体育总局组织了第 22 个"全国爱眼日"的专题活动,其主题就是"'目浴'阳光,预防近视",强调了适度户外活动对于近视防控的重要性。而对于如何让孩子们多多参与户外活动,全国各地也在进行积极探索。在天津,小学的课间休息时间由 10 分钟增加到了 15 分钟,中小学每天上下午各安排了 30 分钟的大课间活动。上海的小学一至三年级每周增加 1 节体育课,保证每天 1 节体育课;四至五年级则每周上 4 节体育课。

二、"目浴"阳光为什么可以有效预防近视?

那么,参与户外活动究竟为什么可以预防近视呢?

门诊中有一些家长对我说:"柯医生啊,我每天吃完晚饭都逼着孩子出去散步、活动近一个小时,但是为啥近视还是控制不好?"

现有的研究在发现增加户外活动可以有效预防近视的基础上,也对其成因进行了科学的探讨,发现近视与"室内运动时间"无关,与"户外休闲时间"和"户外运动时间"显著相关,与"总的户外时间"高度相关。也就是说,户外的光照强度,而非运动本身是抑制近视发生的重要原因。所以,家长晚饭后天黑了再带孩子进行户外活动,对近视的控制是用处不大的。

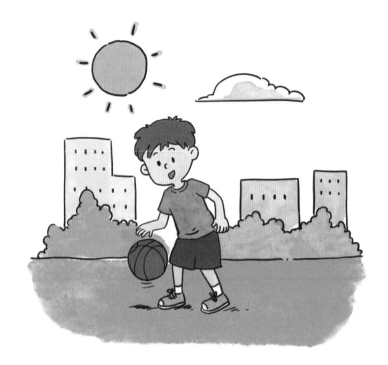

　　首先,光线会刺激人体内多巴胺的释放。多巴胺是大脑中含量最丰富的儿茶酚胺类神经递质,它可以传递兴奋及开心的信息,是我们获得幸福感的源泉。另外,它也是视网膜的重要神经递质之一,主要在视网膜水平细胞、无长突细胞和网间细胞中合成代谢,在视觉神经发育中起到重要的作用。而多巴胺的合成、释放具有光的依赖性,与光照强度相关。户外的太阳光远比室内的照明灯光强烈,即使是在阴天和树荫下,光照强度通常也要比室内高10余倍。户外充足的阳光,可以刺激视网膜释放多巴胺,多巴胺能够抑制眼轴的增长,从而有效预防和控制近视。

多巴胺

　　其次,强光的照射会使瞳孔缩小。瞳孔的大小近似于照相机的光圈,缩小瞳孔可以增加景深,减少模糊,加大眼睛的聚焦力,使看到的事物更清晰。同时,在阳光下进行户外活动时,视物距离比较远,无论是眺望远方还是进行一些运动都有助于调节放松。

晒太阳还能促进维生素 D 的合成。维生素 D 又称为"阳光维生素"，可以增加钙的吸收。而钙是人体内不可或缺的元素。对眼睛而言，缺钙易使眼球壁的弹性和表面张力减弱，近距离用眼或低头状态易使眼轴拉长而发生近视。阳光可以促进钙的吸收，从而减少眼轴的增长，延缓近视的发展。

当然，户外活动本身也有两个好处。一是针对青少年假性近视具有较为明显的调节和改善作用。假性近视常在孩子三年级左右开始出现，大多由于学业压力增大、用眼时间变长。假性近视刚发生时，如果能及时调节，比如通过户外运动的方法，就可以使视力得到改善和恢复。二是户外活动能缓解视疲劳。在户外活动过程中，眼部肌肉能够得到放松，随着肌肉不断收缩、舒张，眼部组织血液循环逐渐加强，可以起到消除眼部疲劳的效果。

在众多的户外活动项目中，球类运动可以起到更好的放松眼睛的效果。在打球的过程中，孩子的双眼可以得到充分锻炼，眼球不停转动，能够缓解眼部肌肉紧张、血流不畅的症状。

首先是打乒乓球。在打乒乓球时，双眼以球为目标，不停地上下调节运动，可以改善睫状肌的紧张状态，使其放松和收缩；眼外肌也可以不断活动，促进眼球组织的血液循环，提高眼睛视敏度，消除眼睛疲劳。

其次是打羽毛球。打羽毛球预防近视的原理和乒乓球相似。打羽毛球的时候，我们的眼睛会一直随着羽毛球的移动而移动，这有益于我们的视力。打羽毛球能让人"眼明手快"，原因很简单，因为打球时双方要经常观察对手的挥拍姿势和高速飞行中的羽毛球。眼睛紧紧追寻运动的物体，眼部的睫状肌就会不断地得到锻炼，时间久了可以提高视觉灵敏度和视力。对于普通的羽毛球爱好者，尤其是中老年人和过度用眼的人来说，如果能坚持打羽毛球，视觉灵敏度将会明显提高。

虽然户外活动可以很好地放松眼睛，但是防控近视的核心还是太阳光照。必须牢记户外活动，最好在白天。

三、如何科学有效地"目浴"阳光？

看到这里，相信各位家长们就能够理解，阳光是近视预防的核心要素。所谓的户外活动,关键在于"户外"而非"活动"。因此,我们并不需要局限于户外的体育运动,只要孩子待在户外,哪怕不运动,在户外散步、阅读、背诵,甚至是静坐,都可以达到预防近视的目的。

那我们接下来就仔细讲一下到底应该如何科学有效地"目浴"阳光。户外活动要多久比较好呢?理论上来说,户外活动的时间越长,发生近视的风险就越低。目前,专家建议每天至少户外活动 2 小时,每周至少 14 小时,对于预防近视更有效。

这时,有些家长可能要问了,孩子平时在学校的学习任务比较重,每天的体育课以及早操时间可能达不到 2 小时,放学后也比较晚了,没有时间进行户外活动,可不可以在周末的时候集中进行 10 个小时的户外活动,平时少活动一些?

这是不可以的。目前的研究发现,将户外活动分散到不同时间段多次进行,比一次持续进行对预防近视的效果要更好。因此,把每周 14 小时的最低户外活动时间均匀分配到一周 7 天里的每天 2 小时,预防近视的效果是最理想的。而对于每天 2 小时的户外活动,通过多次的 10 分钟课间休息,再加上早操和体锻课,在一天中累计达到 2 小时的效果也比一天集中 2 小时的效果要更好。

我在门诊有时候会问近视的小朋友课间休息的时候一般在干什么,很多孩子的回答是"趴在桌子上睡觉,在座位上和同学聊天或者看书、写作业"。事实上,好好利用课间的 10 分钟休息时间去教室外面活动是非常重要的。如果按照一天常规 7 节课算,就会有 4~5 个 10 分钟的机会去户外活动,加上大课间和体育课,每天在校期间至少 1.5 个小时的户外活动其实是可以保证的。

所以,家长们平时可以教育孩子,在学校的课间时不要待在座位上,要充分利用休息时间,多到教室外活动,让眼睛接受户外光线,放松休息一下。条件允许的话,也可以让孩子步行上下学,利用上下学路上的时间来增加与户外阳光的接触。而下午放学后,也可以先进行半小时的户外活动,再回家完成作业。在学校经过一天的脑力活动,体力运动还可以让大脑得到休息和放松,这样晚上写作业的效率也会大大提高。所以,放学后孩子先别急着回家,在楼下小花园活动、锻炼下身体,享受一天中最后的阳光照射,可以玩到天黑了再回家。

化整为零,充分利用课间、午休、上下学等碎片时间,可以获得更好的近视预防效果。多多参与户外活动不仅能够提高视力、预防近视，而且可以增进同学、师生、亲子间的关系，帮助孩子释放学习压力，孩子们在得到充分休息之后，精力充沛，元气满满，才能在学校里表现得更好。

当然，家长也可以选择正确的时间补偿方式。虽然目前普遍认为每天至少2小时的白天户外活动对近视防控有效，但并没有绝对的证据显示每天的户外活动必须均衡。很多研究文献提到的其实是，每周不少于10小时的户外活动对近视防控有效。所以，工作日由于读书紧张，户外活动不够，靠周末全天出去玩来补，也是一个可行的方式。有家长问，如果孩子因为条件限制，无法去户外，在阳台上活动是否可行？答案是只要你家窗户够大，采光好，在阳台活动一样也可以有近视防控的效果，但和户外活动比，效果肯定会差不少。此外，如果孩子在阳台活动，尽量在确保安全的情况下将窗户打开，因为现在大部分的玻璃会阻碍紫外线。

既然阳台、院子可以，那有的家长可能会问："阳光好的时候，透过小窗户，室内也是亮堂的，这个时候在室内可以预防近视吗？"答案是不能。室内与室外的光照强度相差很大，通常室内的光照强度为300~500勒克斯，而户外的光照强度可达1万~10万勒克斯，比室内的光照强度高很多，这才有防控近视的效果。

需要注意的是，紫外线对视网膜也有一定的伤害。因此，进行户外活动时要避开日晒强、阳光刺眼的时间段，可以选择早晨或者傍晚，比如早上9点之前或下午3点之后。同时做好防晒措施，可以戴上太阳眼镜和遮阳帽。研究证明在10 000勒克斯以上的光照环境下（也就是大晴天），即使戴太阳镜，眼部周围的光照度也能达到3 000勒克斯以上，也达到了近视防控需要的光照度。

总而言之，每天2小时，每周14小时参加户外活动，利用好"目浴"阳光这一近视良方，可以让孩子们拥有一双明亮的眼睛。

● 总结

（1）参加适度的户外活动，让眼睛沐浴在大自然的光线之下，可以预防近视。

（2）每天至少户外活动2小时，每周至少14小时。化整为零，分散时间进行户外活动，对于预防近视更有效。

第十节　眼保健操、眼部按摩——我选择　　这样给孩子进行眼部锻炼

Q ● 眼保健操能够防
　　治近视吗？

A ● 短短几分钟的眼保健操并
不能有效控制近视，但对短
期的视疲劳缓解和眼部血
流改善有一定效果。

提到大家最熟知的护眼方式，眼保健操可以算是跨时代的护眼记忆了。谈起学生时代，大家心里应该会有这么一段记忆，下课铃声响起，广播中播音腔响起："眼保健操，现在开始……"班上总有一些调皮的小朋友会在做眼保健操的时候偷偷睁眼，被老师点名批评："你不好好做眼保健操，以后会近视的！"眼保健操诞生于 1963 年，最初是根据中医穴位理论创建的。几十年过去了，眼保健操已经更迭换代了数次，却能一直在校园中占据一席之地，许多读者一定好奇，眼保健操在护眼方面真的有什么神奇之处吗？

一、眼保健操能护眼吗？

近年来，总能看到各种关于眼保健操的新闻或者推送，关于眼保健操有没有作用，能不能有效预防近视，大家常常吵得不可开交。

质疑者认为，眼保健操肯定没什么用，要不为什么这么多年过去了，我国的近视患病率不减反增呢？他们还会提出，小朋友做眼保健操之前，往往没有洗手，这样去做眼保健操，反而可能增加各种眼部感染的概率。

而也有很多眼保健操的支持者认为，如果动作标准，力度到位，眼保健操一定能发挥作用。我曾经碰到过一位坚持认为眼保健操能够有效预防近视的家长，她的依据来源是，她女儿是大队长，每次同学们做眼保健操的时间，她都要

去检查同学有没有做眼保健操，结果就近视了。

听来听去，好像谁都挺有道理。那么，眼保健操到底"健"的是什么部位，有什么原理，又到底能达到何种功效呢？

我们最熟悉的那套眼保健操，理论来源于中医经络腧穴理论和推拿学。从中医的角度来说，刺激穴位可以使经络气血得到振奋，发挥自我改善功能，使气血向穴位处集聚，穴位出现明显调动和调整经络中的气血运行的能力，有了气血的集聚，穴位的感觉和活动能力就会增强，达到对组织器官的气血供养和濡润作用。眼保健操局部选用攒竹穴、睛明穴、四白穴、太阳穴、风池穴等穴位。近部取穴，多穴配合，可以有效调节眼部气血的输布运行。

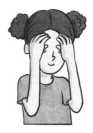
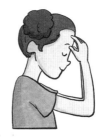

1. 按揉攒竹穴

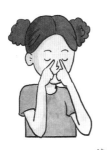
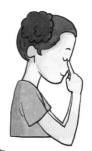

2. 按压睛明穴

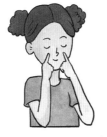
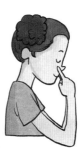

3. 按揉四白穴

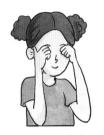
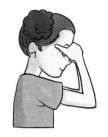

4.按揉太阳穴，刮上眼眶

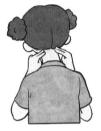
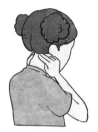

5.按揉风池穴

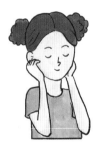
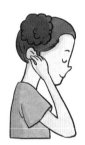

6.揉捏耳垂，脚趾抓地

　　其实，也确实有相关的科学研究证实眼保健操对眼部血流具有改善作用，与中医理论相契合。他们应用彩色多普勒超声仪检测近视青少年做眼保健操前后眼动脉和视网膜中央动脉血流的相关参数，发现做眼保健操能恢复眼肌的正常舒缩功能，缓解眼球持续看近引起的淤血和视疲劳，因此推测眼保健操可能可以发挥阻止和延缓近视发生发展的作用。

　　除了可以改善眼部血液循环外，还有一些研究证实眼保健操可以缓解调节滞后并提高调节幅度，但是改善的量比较小，可能不一定存在临床意义。另外还有研究显示，对于视疲劳患者来说，持续进行1～2个月的眼保健操，视觉质量相比不做眼保健操者有了显著提升，这也反映了眼保健操对于视疲劳的改善是有一定效果的。

我想，有了这些科学依据后，眼保健操支持者们以后或许可以更加有底气了。眼保健操确实可以在一定程度上改善眼部血液循环，减缓视疲劳。另外，孩子们闭眼休息，对于短时间内放松眼部肌肉和缓解大脑疲劳还是有一定意义的。所以我还是会叮嘱小朋友，定时休息，认真做好眼保健操。

二、眼保健操能防治近视吗？

即使眼保健操确实能起到一定的"眼睛保健作用"，宝爸宝妈们最关心的还是眼保健操对近视的防治效果问题。

在假性近视的问题上，确实有一些研究表明了眼保健操治疗假性近视的有效性。一项研究表明，眼保健操治疗假性近视的有效率可达 80%，不仅孩子的远视力得到了明显提高，而且散瞳后的屈光度也有明显改善，其中有一部分可得到治愈。可见，眼保健操对于假性近视具有一定的治疗效果，如果你的孩子还处在假性近视的阶段，每天的眼保健操可能可以改善或治愈假性近视。

但是，如果已经确诊真性近视，眼保健操还能发挥近视的防治效果吗？很遗憾，答案是否定的。目前已经有多项研究，其中有研究者经过两年的研究观察得出结论，眼保健操与近视发病风险和近视进展之间并没有相关性。

孩子们持续看书、使用电子产品等导致的过度用眼，单纯靠每日短短几分钟的眼保健操确实难以达到明显的近视防控效果，而且绝大部分孩子很难找准位置或把握好力度，又进一步削弱了眼保健操的效果。

三、给眼睛做做"有氧操"

眼保健操算是对眼球进行的被动按摩，就像平时健身时压腿、按摩肌肉一样。其实眼球也有很多肌肉，比如睫状肌和眼外肌等，如果孩子长时间盯着书本作业学习，就很容易造成这些眼部肌肉的疲劳，甚至痉挛。那我们可以选择什么样的方式主动锻炼眼部肌肉，给眼球做做操呢？

其实，近年来市场上出现了不少与眼睛相关的"运动器材"，也就是视觉训练仪，通过仪器自带的一些功能或设计的场景，帮助进行视功能训练、调节训练和融像训练等。通过训练，可以在一定程度上缓解视疲劳，增加眼睛的调节幅度和调节灵敏度,有效改善聚焦,使得眼睛不易疲劳,从而改善患者的工作和生活状态。

我们必须要使用这些仪器或者到相应机构进行视觉训练吗？其实不然。对于多数爸爸妈妈来说,可以因地制宜,巧妙利用身边的物品和周围环境,随时随地对孩子进行视力训练。只要采用合适正确的方法,都可以达到想要的训练效果。

在视觉训练方面,羽毛球、乒乓球、排球等球类运动是非常推荐的。在孩子的目光追随着球的过程中,眼部睫状肌和眼外肌会交替不断地收缩和舒张,大大促进了眼球组织的血液供应和代谢,有效地改善睫状肌调节功能。如果能够带着孩子来到户外一起玩,不但锻炼了身体,增加了户外光照的时间,而且增加了亲子互动,还能适当锻炼视觉功能。这样一举多得又不需要过多花销的活动,何乐而不为呢？

如果实在是没时间出门,那也可以利用家里的物品和周围环境进行训练。比如,乒乓球也不一定非要拿到室外去打,学习休息时在家里颠乒乓球,眼睛也会追随着乒乓球的运动,达到眼部肌肉锻炼的效果。如果再没有时间,可以伸出一个手指头,看着指纹,由远向眼睛方向慢慢移动,这样也能够很好地锻炼睫状肌。

家里看腻了,我们还可以把窗外的环境也利用起来。比如,你能想到一棵树也可以是视觉训练的工具吗？我儿子还小的时候,学习满了 40 分钟,我就会把他拉到窗边,让他看看窗外的树叶,指给他看:"你看见枝头那片最黄的树叶了吗?"儿子点头之后,我又会把他的视线引导到旁边的另一片树叶上,这样一片一片地看,远近来回看,也有很好的放松锻炼效果。

总结

　　眼保健操能够在数十年的时间里成为大家的共同回忆,并不是那么一无是处,但是短短几分钟的眼保健操,确实难以抵挡高强度学习给眼睛带来的负担。不过,就算只是出于暂时休息眼睛和大脑的目的,小朋友们都还是应该认真做好这几分钟的眼保健操。另外,因地制宜,巧妙利用身边的任何物品都有可能成为锻炼眼睛的小工具哦。

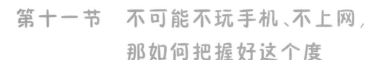

第十一节 不可能不玩手机、不上网，那如何把握好这个度

Q · 玩手机、上网是不可避免的，怎样把握好防控近视和接触电子产品的度？

A · 伤眼程度排名：手机＞平板电脑＞电视＞投影。
· 上网课时可以选择在光线充足的环境中使用投影或电视，按照 20-20-20 原则来爱护眼睛。
· 家长要以身作则，不做"低头族"，并与孩子共同制订时间计划。

科技的发展使得各式各样的电子产品层出不穷，孩子们接触这些电子产品的年龄也越来越早。日常的娱乐方式，也从我们以前丰富多样的弄堂游戏变成了令人眼花缭乱的电子游戏。我身边甚至有老人调侃，别看这些孩子小小年纪的，玩手机比他们老人家还要"溜"。在地铁上、商场里都会见到一些小孩哭闹，吵着向父母要手机玩。电子产品现在已经成为很多孩子生活里不可或缺的一部分。

教育部公布的数据显示，由于观看电子屏幕的时间增长，与 2019 年相比，2020 年我国中小学生近视率增加了 11.7%，其中小学生的近视率增加了 15.2%。

其实，让孩子完全不接触电子产品是不可能的。那么到底该如何把握好这个度呢？这就成为家长们关注的重点。

一、五花八门的电子产品，究竟哪个更伤眼？

2014 年，浙江省眼科医院（温州医科大学附属眼视光医院）的三位医务人员拿自家孩子做了一次真人实验。在 4 天时间里，眼科医生们让 3 位孩子每天分别使用一种电子产品——手机、平板电脑、42 寸液晶电视和投影仪 20 分钟，通过对比孩子的屈光度、泪膜破裂时间和一分钟眨眼次数的前后变化，来判断它们对孩子视力的伤害程度。

结果发现，手机、平板电脑对孩子视力屈光度的影响远大于电视、投影，玩了 20 分钟手机后，3 位孩子的平均视力接近轻度假性近视状态。

与此同时，3 位孩子玩了 20 分钟平板电脑后，泪膜均在 5 秒就破裂了，明显低于正常的 10 秒。也有孩子在实验中出现经常揉眼睛的动作，这说明了眼睛的疲劳状态。泪膜是由泪液在眼球表面形成的一层薄膜，它能滋润眼睛，缓解疲劳。泪膜破裂时间则是反映眼睛干涩的重要指标。

我们都有这样的经历，如果长时间盯着某样东西不眨眼睛，眼睛是非常容易酸痛的，因此，眨眼次数也可以反映眼睛的紧张、疲劳状态。通常情况下，正常人的眨眼频率是 15～20 次/分。而 3 位孩子在玩手机和平板电脑时的"专注度"大大提高——眨眼次数明显减少了 30％～60％，甚至有个孩子在玩平板电脑的 20 分钟时间里，平均每分钟只眨了 4 次眼。

综合这项实验结果，我们可以发现，手机和平板电脑对孩子眼睛的影响要远高于电视和投影。孩子看手机 10 分钟的眼疲劳程度，相当于看电视 30 分钟。简单给这几种电子产品的费眼程度排名，可以归纳为：手机＞平板电脑＞电视＞投影。

二、上网课的正确方式

电子产品

按照前文实验的逻辑，小朋友上网课时选择工具的优先顺序应该是：投影、电视、平板电脑、手机。采用高清晰度的投影仪来上网课，那么全程就和教室里上课的效果差不多了，基本上处于看远的状态。这里要注意的是，屏幕亮度要以调节到眼睛感觉舒适为宜，不要过亮或过暗；屏幕的位置应略低于水平视线以下 10°～15°角，因为仰视屏幕时，眼球在空气中的暴露面积会增大，导致泪液蒸发过快，容易眼干；同时，环境光线要充足且均匀，不要在过暗的环境中看屏幕，防止屏幕的反光刺激眼睛。

距离

使用投影仪时，观看距离应在 3 米以上；使用电视时，观看距离应在屏幕对角线距离的 4 倍以上；使用电脑时，观看距离应在 50 厘米以上。选择大屏幕时，可以通过增加观看距离来防控近视。

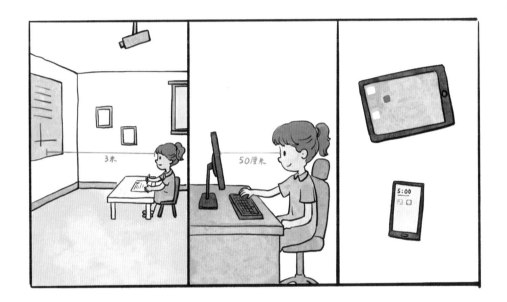

时间

建议小学生每天的网课时间累计不超过 2.5 小时，每次不超过 20 分钟；中学生每天不超过 4 小时，每次不超过 30 分钟。除了上网课以外，应尽量减少电子产品的使用，非学习目的使用电子产品，每次不宜超过 15 分钟，每天累计不宜超过 1 小时。6 岁以下的学龄前儿童应尽量避免使用手机、电脑等产品。同时，建议小朋友按照 20 - 20 - 20 原则来爱护眼睛，也就是，持续看近 20 分钟，向远处 20 英尺（约 6 米）以上眺望休息 20 秒。

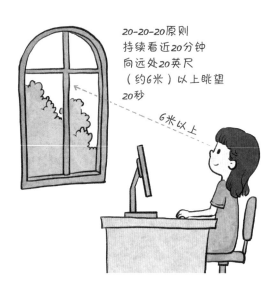

20-20-20原则
持续看近20分钟
向远处20英尺
（约6米）以上眺望
20秒

6米以上

三、帮助孩子摆脱电子产品"上瘾"

除了作为上网课不可或缺的工具外,电子产品也在逐渐成为孩子们难以抵挡、令人"上瘾"的娱乐方式。在公交、地铁上一眼望去,几乎全是"机不离手"的人。

有句话说得好,"你想要孩子成为什么样的人,你自己首先要成为那样的人"。有一次在门诊,我对一个近视的小男孩说:"记住,要爱护眼睛,不看手机,不看平板电脑哦。"在边上陪着的爸爸如获尚方宝剑一样和娃说:"你看,医生说的,不看手机哦,今天晚上咱们就没收电子产品。"小男孩嗷嗷叫,说:"这不公平,爸爸,你自己每天都在玩手机、打游戏,为什么要管我呢!"所以说,若想要孩子不玩手机、平板电脑,家长要以身作则,做好榜样。孩子们的学习和模仿能力都很强,倘若家长在家时都是手机不离手,吃饭时低头看手机,睡觉前躺着玩手机,和孩子一起出去玩时一得空便拿起手机,在这样的家庭环境中,孩子们又怎么可能不玩呢?

其实,家长可以与孩子共同制订时间计划。孩子无论是玩手机还是看动画片,都要提前商量好时间,让孩子有心理预期,该停止的时候就停止。比如当孩子提出要玩手机时,家长可以问孩子玩多久,并和孩子制订一个合理的时间,到了时间之后就让孩子放下手机。刚开始孩子可能会不满足,不管他怎么哭闹,不可以就是不可以,家长的态度要坚决,要让孩子明白哭闹是不能解决问题的。久而久之,孩子的自觉性就形成了,到时间自己就会主动放下手机。

说起来,可能大家都不信,儿子从小到大,我都没有因为电子产品的事情和他有矛盾,或者产生烦恼。朋友们可能要好奇了,这是怎么做到的?这一方面是家长的潜移默化,另一方面,也是有些小窍门的。在儿子很小的时候,就有喜爱他的亲朋好友送电子产品给他,他的电脑、手机、平板电脑只有他自己专用,家长都是不知道密码的,但是他从小就知道爱护眼睛,也知道自己在妈妈这里建立了屈光档案。有一次,我和他一起做了个实验,连续看平板电脑两个多小时,检查视力后发现,视力从 1.2 降到了 0.8。从那次开始,小家伙就知道轻重了,自己琢磨出一套办法来,他如果想玩会儿游戏了,就会把电脑投屏到大电视机上,远距离操作,玩 20 分钟不到就休息眼睛。还真应了一句话,"堵,是堵不住的"。

儿子从小就对计算机表现出极大的兴趣,而这个喜欢一直持续到了现在,大学的专业选择了计算机科学。在他 9 岁的时候,有一天,我的手机屏幕上跳出一行字,"Happy Birthday!!!",原来这是他给妈妈的生日惊喜。我到现在都不知道他是怎么做到的,打那以后,我就把自己的所有电子产品交给他管理了。前段时间,由于我误操作,把电脑上的文档弄没了,急着找讲课的课件,实在没办法,给远在国外的儿子发个求救信息。他慢悠悠地说:"早知道你会这样,备份在云端呢。"按照指示,果然都找回来了。我说:"这都可以啊。"他说:"那当然了,你没发现,每个月都被扣 21 块钱吗,那就是我出国读书前给你弄好的。"我觉得自己搞笑之余,不得不感叹有个懂电脑的儿子真好啊。

讲到这里,读者肯定要问了,电脑和近视,好像孪生兄弟一样,常常形影不离,那怎么做到一个合适的度,使得孩子又能跟上时代的步伐,又不得近视这个现代病呢?其实,每件事情都是互相包容的,就像太极,阴中有阳,阳中有阴,很多事情只要掌握一个合适的度,看似矛盾的事情是可以做到互相兼容的。眼睛这个视觉器官,是设计给人们看世界的,那我们在用眼的时候要注意窍门,持续看近一段时间后要注意休息,用眼才能不疲劳。

🔘 **总结**

在五花八门的电子产品里,费眼程度排名为:手机＞平板电脑＞电视＞投影。孩子们上网课时可以选择在光线充足的环境中使用投影或电视,增加观看距离,并且按照 20 - 20 - 20 原则[持续看近 20 分钟,向远处 20 英尺(约 6 米)以上眺望休息 20 秒]来爱护眼睛。此外,家长要以身作则,不做"低头族",并与孩子共同制订时间计划。持续看近一段时间就要注意休息,使得我们又能用眼,又能用得不疲劳,把用眼这个过程做到既长期又可持续。

第十二节　小小"神药"阿托品

 阿托品可以控制近视吗?

A
- 阿托品是青少年控制近视的有效药物手段。
- 阿托品控制近视的效果因人而异。
- 阿托品滴眼液需要在医生的指导下规范使用。

　　前段时间,我在微信朋友圈发现很多同道都在转发"我们医院开始做低浓度阿托品院内制剂"的推送,一点开果然是有图有真相,每日来门诊配药的家长都是大排长龙,火爆程度不亚于节假日的景点。自媒体的力量也实在是强大,马上就吸引了各路亲戚朋友以及门诊的老患者纷纷来咨询这款控制近视的"神药"——低浓度阿托品。

　　其实阿托品是一个非常古老的药品,它最早与近视结缘是在 20 世纪 80 年代,当时便有阿托品可以延缓近视的报道。数十年来国内外大量的临床研究也为阿托品滴眼液的有效性提供了循证医学证据,低浓度阿托品(0.01％阿托品)如今被公认为是有效减缓近视发展和控制眼轴增长的"明星药物"。但早前,低浓度阿托品滴眼液只在新加坡、中国台湾等地可以购买到，现在让人欣喜的是中国大陆的 0.01% 阿托品滴眼液也已经正式上市了。那么阿托品这个"神药"真的有那么神奇吗？

一、阿托品到底"神"在哪里？

其实阿托品并非"神药"，而是一种"老药"，是从曼陀罗、茄科、天仙子等植物中提取出来的抗胆碱药物，最初用于平滑肌解痉、农药解毒或者散瞳验光等。传说埃及艳后还曾用它来散大瞳孔，使眼睛更加美丽诱人，更有学者曾经提出阿托品在体内的代谢成分是"瘦肉精"。

不过对于控制近视来说，"神药"这一说法的确有些夸张，根据我自己的经验来看，其有效率将近 80%。有些孩子使用后效果特别好，可能两三年度数一点都不涨，眼轴控制也比较稳定，尤其是近视初期。记得有一个朋友家的孩子，学校检查视力发现双眼只有 0.6，还有 50 度近视，家长一看，急得不得了，立马带来医院检查。我们验光发现两只眼睛分别有了 50 度和 75 度近视，扩完瞳后只有 25 度和 50 度。我们让小朋友用了 2 周阿托品滴眼液后回来复查，裸眼视力快速提升到了双眼 1.0。之后一直保持每 3 个月一次随访调整治疗，一直到上大学，度数几乎没有增长，也没有戴过眼镜。我们很多眼科医生也会给自己家孩子在合适的时机用上阿托品，用药控制后视力有改善的比比皆是。但是也有一些孩子点完以后效果欠佳，度数仍会以每年 50～100 度的趋势增长，尤其是在生长发育较快的时期，这时候就需要交给医生判断，是否需要更改使用方

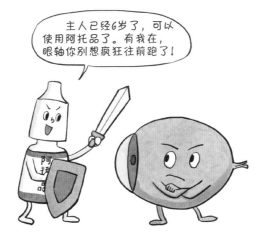

主人已经6岁了，可以使用阿托品了。有我在，眼轴你别想疯狂往前跑了！

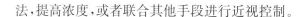

法,提高浓度,或者联合其他手段进行近视控制。

二、阿托品是想用就可以用吗?

相对于角膜塑形镜等近视控制的方式,阿托品的适用范围确实更广一些,但也并非人人适合。我们要明确,阿托品的用药需要在完善眼科检查的基础上,医生评估后开立处方,不建议在没有医嘱的情况下自行购买或使用阿托品药物。记得有一个很有趣的家长,格外心疼自家宝贝,但凡孩子用什么药物,自己都会先尝试一番,看看有没有不舒服。有一次在给小朋友滴完之后给自己也滴上了阿托品,后来发现看近处确实看不清楚,一个多礼拜工作时看电脑都是模模糊糊的。其实高浓度阿托品在检查和治疗中都会用到,使用后会维持较长时间的瞳孔散大,小朋友的用法和剂量都是医生仔细评估过的,万不可自己随意尝试。

《低浓度阿托品滴眼液在儿童青少年近视防控中的应用专家共识(2021)》规范了阿托品的使用年龄和方法。一般情况下,6岁以上的儿童就可以在医生处方下用药了。需要强调的是,孩子应该每3～6个月定期来医院监测近视度数、眼轴和眼健康情况,并调整用药浓度或用药频次等。其实在小朋友整个屈光发育的过程中,屈光发育档案的建立非常重要。建议家长从3岁开始为自己的孩子监测视力、屈光度和眼轴并详细记录,动态的随访数据才是最有意义的。

三、不同浓度阿托品滴眼液的区别

新加坡、日本、中国等国家都对阿托品滴眼液的疗效做过多年的临床观察,发现不同浓度的阿托品对近视控制的效果是不一样的,且各有利弊。

浓度越高,控制的效果会越好。高浓度阿托品滴眼液,也就是我们常见的1%阿托品凝胶,可以达到约80%的控制效果。但我们也发现停药以后会带来一定的反弹,相对来说浓度越高,反弹的效应可能越明显。而且有些小朋友在使用高浓度阿托品后会出现畏光、看近处模糊、过敏等症状,门诊就遇到过家长抱怨孩子在户外阳光强的时候睁不开眼睛,但也有家长又惊又喜地说:"我们小朋友点了阿托品后,因为看不清近处书本,每天做功课时腰板挺直,坐姿反而端正了许多,控制近视的同时还意外收获了好的用眼习惯,接下来大概不用我天天督促也能保证'一拳一尺一寸'了。"还有的小朋友用完阿托品之后脸蛋红扑扑的,这是因为很多家长以为给孩子滴完就结束了。其实不然,阿托品在使用之后需要在内眦,也就是差不多在眼保健操第二节的位置(睛明穴)按压 20 秒钟,减少药物到鼻黏膜的吸收,以防小朋友出现面色潮红等症状。

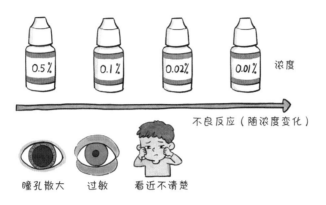

而低浓度阿托品滴眼液,也就是引发家长疯抢,"一支难求"的 0.01% 阿托品,它的控制效果可能没有高浓度阿托品那么强烈,但最重要的是不良反应极少,小朋友接受度更高,即使停药也没有明显的反弹。低浓度阿托品的安全性和有效性也经过了多年的验证,可以控制眼轴的延长,增加脉络膜厚度,是可以保证在有效控制近视的同时达到不良反应最小的药物,可以推荐给近视小朋友作为控制近视的基础药物使用。当然,现在更多临床研究正在探索 0.03%、0.05% 等其他浓度阿托品的疗效,具体结果如何家长们可以拭目以待。

总的来说,阿托品作为近视控制药物虽有效,但每一个细节都至关重要。在近视防控这场持久战中,阿托品何时用、如何用都要家长与孩子齐心配合,遵从医嘱,规范用药,坚持定期随访。

总结

(1)阿托品是一种控制近视的有效药物手段,但并非"神药",且控制效果因人而异。

(2)不同浓度的阿托品滴眼液控制效果不同,使用方法不同,不良反应大小也不同。

(3)在使用阿托品的过程中一定要谨遵医嘱、规范用药,定期到医院检查,这样才能达到理想的近视防控效果。

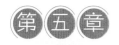

12～18岁：青春期的视力管理

第一节　蹿个头的时候眼轴也跟着噌噌涨

Q · 为什么青春期蹿个头的时候近视加深会变快呢？

A · 身体生长发育和眼轴发育息息相关。
· 眼轴快速、过度拉长会导致近视不可逆地加深。

在小朋友的成长过程中，12～18岁是一个非常特殊的年龄段，孩子们在这个时间里"噌噌噌"地长高。但孩子在长高的同时，近视度数往往也会飞速增长，这又是怎么回事呢？

多年前我们有一个近视控制项目，有一个小朋友一年之内长高了15厘米，我赶忙让他去按照随访流程做检查，果不其然，眼轴长了0.5～0.6毫米，而这一点点长度，就让近视足足加深了150度。

在第一章我们曾经提到，如果把眼睛比作一个球体，那么眼轴就是这个球体的直径，也可以理解为从眼睛最前面到最后面的距离，眼轴越长说明这个球体越大。眼轴是目前临床上监测近视发生发展的重要指标。高度近视时，眼轴变长，视网膜这个照相机的底片就会越来越薄，从而带来一些不可挽回的眼底病变。

在小朋友的发育过程中，眼轴也会有一定的自然增长量，眼轴过度过快的拉长才是近视发生发展的最关键因素。尤其是青春期蹿个头的小朋友要当心，稍有不注意度数就会跟着"嗖嗖涨"。

一、生长发育与眼轴发育

新生儿的眼轴较短，大约为 16.5 毫米，这时候往往存在远视。随着年龄增长，眼轴也会随着身体发育而逐渐变长，眼轴变化和度数变化的对应关系因年龄和个人而异。如果孩子的身高一下子长得太快，就有可能同步伴随眼轴的发育过快，导致近视度数增长过快。

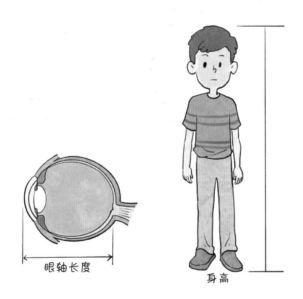

眼轴长度

身高

二、科学防控，给眼轴刹刹车

儿童青少年时期，孩子处于生长发育的快速阶段，一旦不注意科学防控，假性近视的孩子会加快发展成为真性近视；已经近视的孩子，眼轴会继续增长，更会一不小心就踏入高度近视的大门。科学防控近视，我们要遵循"一防二控"原则。

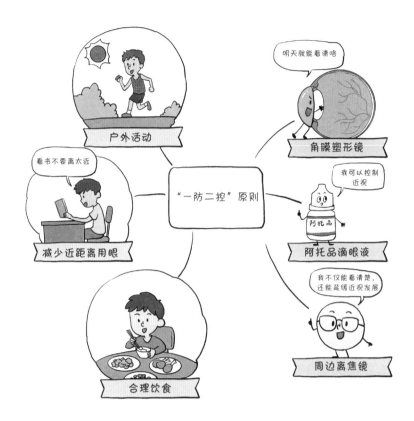

一防

（1）户外活动：每天日间户外活动 2 小时以上是最经济、最符合生理的有效预防手段，户外照射紫外线可以促使人体分泌更多的多巴胺和合成更多的维生素 D，从而抑制眼轴的增长。但 12～18 岁已经属于中学阶段，课业任务日渐繁重，所以利用好课间十分钟户外活动就显得特别重要。

（2）减少持续近距离用眼：减少持续近距离用眼时长对预防近视也有着重要作用，用眼时务必牢记预防近视的"20 - 20 - 20"法则。无论是纸质书本还是电子产品，持续近距离用眼 20 分钟后，远眺 20 英尺（约 6 米）以外物体不少于 20 秒。

（3）合理的饮食：作为家长，给孩子提供营养均衡的饮食对近视的预防也很重要。青春期是身体生长发育的关键时期，学生课程多，用脑强度大，在饮食搭配上既要高蛋白、高营养，又要控制饮食总量，不能暴饮暴食。

二控

(1) 药物手段:阿托品是一种非选择性的毒蕈碱型乙酰胆碱受体拮抗剂,是目前公认能够有效延缓近视发展和眼轴增加的药物,需在医生的指导下规范使用。

(2) 光学离焦手段:角膜塑形镜是目前临床上认为最有前景的手段,对于近视的平均防控率在 60%～70%,相比普通框架眼镜来说其控制效果更好。晚上睡觉时用角膜塑形镜"压"一个晚上,一般可以保证白天一整天的视力清晰,不需要再戴框架眼镜。除此之外,还有一些离焦设计的接触镜和框架眼镜。

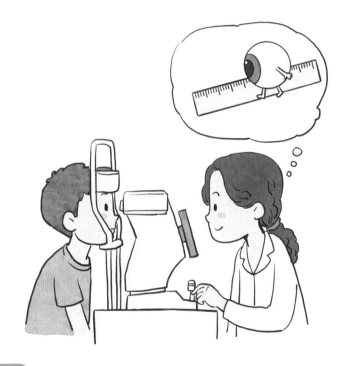

总结

(1) 青春期是生长发育最迅速的年龄段,稍不注意眼轴就会飞速增长,导致近视快速加深。

(2) 科学的近视防控讲究先防后控,一防:需要充足的户外活动,减少持续近距离用眼,保障合理饮食;二控:在医生的指导下采用药物手段或光学手段,密切随访,给眼轴踩刹车。

第二节　怎样吃出好眼睛,一闪一闪亮晶晶

Q • 吃什么食物有利
于视力健康?

A 眼睛需要补充各种胶原蛋
白、常量元素、微量元素和
维生素等,各类新鲜果蔬、
肉类、坚果等是优质的营养
素来源。

俗话说得好,"民以食为天",但在追求美食的同时,也要讲究营养均衡。

门诊上,我经常碰到患者因为自身的疾病想要知道是否需要忌口,也经常
会有小朋友的家长关心"吃什么有利于视力健康"的问题。那么,究竟要吃什么
样的食物,才能吃出亮晶晶的眼睛呢?

一、眼睛需要满满胶原蛋白

眼睛含有丰富的胶原蛋白,其中角膜和巩膜处的胶原蛋白最为丰富。巩膜
是眼球的最外层组织,承载着眼内外压力,对于维持眼球正常形态发挥着重要
作用。在巩膜中,胶原蛋白含量高达 90%,它的含量和质量对于巩膜维持正常
的力学强度有着非常关键的作用。巩膜的胶原蛋白含量减少和胶原纤维直径
变短等改变,与巩膜变薄、变软有着直接的关系。变薄、变软的巩膜更容易发生
扩张,眼球便会越来越长,近视逐渐加深。因此,巩膜内生成足够多高质量的胶
原蛋白可以增强巩膜的韧性,预防近视。虽然吃进去的胶原蛋白不一定会直接
补充到眼睛里,但在日常饮食中适当补充一些胶原蛋白或者其他优质蛋白质,
它们所提供的组成胶原蛋白的各种氨基酸成分对眼睛是非常有帮助的。

虽然现在市面上有很多深加工的胶原蛋白产品,但我们还是更加推荐选择

天然的食材来补充胶原蛋白和优质蛋白，比如深海鱼、海参、猪蹄、牛蹄筋、软骨等动物筋腱，鱼皮、鸡皮、鸡爪等肉皮，以及银耳、桃胶等。

二、眼睛喜欢钙和微量元素

维持眼睛的正常发育，钙是必不可少的营养元素之一。有学者发现，血清中钙离子的减少会使眼球的坚韧性和成形性发生改变，眼球壁失去弹性，导致眼轴变长，近视进展。小朋友处于生长发育阶段时应多补充乳类、豆类、菌类、坚果类及海产品等含钙丰富的食物，搭配富含维生素 D 的鱼肝油、动物肝脏、乳制品及蛋黄等，同时控制甜食的摄入，多进行户外活动，增加户外光照时间，达到更好的补钙功效。

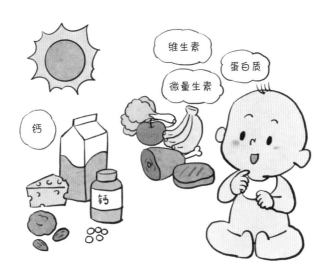

除了钙这种人体需求较大的常量元素，还有许多微量元素对于人的视觉发育也发挥着重要作用。比如铁、锌、硒、铬等，这些元素参与体内许多酶的组成和代谢，当体内缺乏时，便会引起代谢紊乱，眼部可能表现为眼组织结构及视力的功能下降，容易患上近视和其他眼病。富含这些微量元素的食物也非常丰富。含铁丰富的食物包括动物血、肝脏及瘦肉等动物性食物，以及黑木耳、黑豆、蘑菇及红枣等深色植物性食物，其中来源于动物的铁元素在人体中的吸收率较高。含锌丰富的食物包括海产品、肉类、乳类以及燕麦、豆类、坚果等植物性食物。含硒多的食物有蛋类、坚果类、鱼类、贝类等。含铬较多的食物有牛

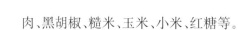

肉、黑胡椒、糙米、玉米、小米、红糖等。

三、眼睛偏爱彩色食物

眼睛帮助我们看见了这个世界的五光十色,而眼睛本身也更偏爱各类彩色的果蔬肉类,叶黄素、花青素、虾红素等自带明丽色彩的营养素,都是重要的"护眼营养素"。

叶黄素是组成视网膜和黄斑部的重要物质,是天然抗氧化剂,可以清除过量氧自由基,减轻视网膜受氧自由基作用所致的过氧化损害,保护视网膜健康。除了抗氧化外,叶黄素还能够吸收和过滤有害蓝紫光,从而保护眼睛免受蓝紫光损害,在预防黄斑病变中发挥着一定的作用。与其他的抗氧化剂不同,叶黄素是组成黄斑的天然成分,这是它的作用无法替代的一个重要原因。叶黄素是存在于天然植物中的类胡萝卜素,广泛存在于各类黄色和绿色果蔬中,羽衣甘蓝、花椰菜、菠菜、芦笋、柑橘、枸杞、桃子等果蔬都是获取叶黄素的优质来源。

花青素也是一种抗氧化剂,可以减少视网膜的氧化伤害。另外,花青素也可以过滤掉蓝紫光,减少蓝紫光对眼睛的直射伤害。花青素还能辅助眼睛感光物质视紫质的生成,是维持视网膜感光细胞发挥正常作用的重要物质。花青素通常存在于一些红色或蓝色的深色莓果中,比如蓝莓、桑葚等。除此之外,黑枸杞、蝶豆花等也是花青素的重要食物来源。

虾红素,又称虾青素,也是类胡萝卜素家族的一员。虾红素是一种脂溶性色素,同样具有极强的抗氧化作用,其抗氧化力是叶黄素的5~10倍,而且能通过血-视网膜屏障进入黄斑区域,但在保护黄斑部这件事上,它的作用仍不能取代叶黄素,只可以作为辅助。另外,虾红素除了可以帮助阻止晶体吸收紫外线外,还可改善眼部血液循环,缓解眼睛疲劳。天然虾红素的最主要来源是雨生红球藻,在虾类中也含量丰富,其他海鲜如蟹、鱼、贝壳类等的虾红素含量也比较丰富。

四、眼睛必备多种维生素

除了上面提到的各种色彩艳丽的营养素外,眼睛也很爱"吃"各类维生素,包括维生素 A、维生素 B_1、维生素 B_{12}、维生素 C、维生素 E 等。

维生素 A 是合成视网膜感光物质的重要原料,对干眼症和夜盲症有一定的预防效果。我们从动物性食物中获取的维生素 A 能够直接被人体吸收和利用,比如动物肝脏、蛋类、奶制品等,而从植物性食物如胡萝卜、南瓜等黄色蔬菜中获取的 β-胡萝卜素也可转化为维生素 A。

维生素 B_1 与维生素 B_{12} 是维护视神经健康的重要营养素。各种谷类和豆类是维生素 B_1 的重要来源,而贝壳类、虾、蟹、牛肉等动物性食物是获取维生素 B_{12} 的天然来源。

维生素 C 的抗氧化能力较强,在晶状体中含量较高,可保护晶状体免受氧化伤害。绿色蔬菜和多种水果中都含有丰富的维生素 C,比如西蓝花、苦瓜、猕猴桃、柠檬、柑橘、番石榴等。

维生素 E 也是很好的抗氧化剂,可抑制晶状体内的脂质过氧化反应,减少眼球氧自由基产生,改善眼部血液循环。维生素 E 在海鲜、蛋类等动物性食物以及坚果、菠菜、芦笋、猕猴桃等植物性食物中的含量均很高。

另外,不饱和脂肪酸、微量元素碘等对眼睛也很重要。ω-3 系列多不饱和脂肪酸对眼表干燥及炎症等大有益处,还能降低罹患年龄相关性黄斑变性的风险。这类脂肪酸主要存在于深海鱼类和某些植物中,比如三文鱼、金枪鱼、南极磷虾、紫苏籽、亚麻籽、奇亚籽、核桃等。而微量元素碘对于玻璃体混浊可以起到一定的缓解作用,许多海产品如海带中就含有丰富的碘。

总结

目前并没有明确证据表明吃哪种食物会导致近视,抑或是吃哪种食物可以有效预防近视。在未发生明显异常的情况下,不推荐使用各种营养补充剂,"食补"是最放心健康的营养素补充方式。每天都要多吃新鲜果蔬,以及适量的新鲜蛋类、海鲜、肉类,采取清淡的烹饪方式,保持均衡的营养摄入。任何东西均讲究"适度",过量摄入某种食物往往会适得其反。均衡饮食,才是吃出好眼睛、吃出好身体的关键。

第三节 离焦眼镜的前世今生

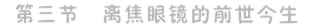

Q ·什么是离焦？

A ·外界物体经过眼睛成像焦点而没有落在视网膜上为离焦,可以分为近视性离焦和远视性离焦。

这几年近视防控的"法宝"除了阿托品、角膜塑形镜(OK 镜)之外,离焦眼镜也越来越受到大家的关注。接下来我们就来聊一聊离焦眼镜。

一、周边离焦"一波三折"的历史

说到离焦眼镜,我们得从周边离焦说起。我国古代就有过睡觉时把沙袋或者石头压在眼睛上,可以看得更清楚的民间流传方法,早些年也有一些机构打着"治疗近视秘方"的旗号给孩子使用"压石法"。但是这种简单粗暴的方法不只是效率低,还有很多潜在的风险,比如压迫眼球引起眼压升高,损害视神经等。虽然并不推荐这种方法,但这也说明了压平角膜、使角膜曲率平坦化确实对视力有正面的影响。

周边屈光的提出是在 1930 年的某一天,一位叫 Ferree 的医生突发奇想:除了眼睛往正前方注视时的视野中央区有屈光不正以外,这个区域的旁边会不会也有近视度数呢?他通过让患者转动眼球的方法对多个患者的视野周边区进行了验光,并第一次提出周边屈光理论。但是,当时正是近视调节学说流行的年代,大家都认为近视是晶状体调节异常导致的,所以周边屈光的说法很快就被淹没了。

到了 20 世纪 50 年代,一位叫 Hoogerheide 的眼科学家看到了 Ferree 的周边屈光理论。他认为这个理论非常有意思,并决定在 Ferree 的基础上继续进行实验。经过努力,他获得了一个神奇的发现:以远视性离焦为主的人,也就是周边屈光度数偏远视的人,近视风险比以近视性离焦为主的人,也就是周边屈光偏近视的高了近 10 倍! Hoogerheide 把他的研究发现整理成文章并进行了发表。然而遗憾的是,他的研究和 Ferree 一样,在当时也还是没有引起人们的重视。

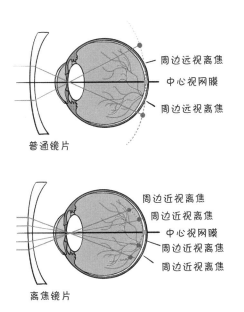

普通镜片

离焦镜片

直到 20 世纪末 21 世纪初,美国休斯敦大学眼视光学院院长 Earl Smith 教授对离焦理论进行了深入研究,他根据多年的研究结果提出了一种全新的周边视网膜离焦理论。他发现,在儿童、青少年近视的发生发展过程中,周边视野离焦会导致近视加深,而且屈光的发育并不仅依赖于黄斑中央凹的离焦状态,周边区域的离焦对屈光状态也有非常大的影响。这一理论的提出彻底地改变了人们对传统近视矫正方法的认识,大家终于意识到周边屈光对近视发生发展也具有重要的影响。

在理论研究不断取得新进展的基础上,周边离焦原理开始逐渐进入临床应用阶段。1962 年第七届国际接触镜会议上就第一次报道了硬性角膜接触镜可以改变裸眼视力;1971 年三弧设计硬性角膜接触镜诞生;1995 年又出现了四弧逆几何设计的角膜塑形镜。

我们的眼睛为什么需要周边近视离焦呢？大家都知道，人的眼球是椭球形的，在正视眼的情况下，外界的平行光线（一般认为来自 5 米以外）经过眼睛里的各种结构刚好落在视网膜上。看近的时候，刚开始焦点落在视网膜后面，"模糊的像"会刺激晶状体变厚，就把焦点拉回到视网膜上，就能看清近处了，但是周边视野形成了远视离焦。这种焦点落在视网膜以外的现象就被称为离焦现象，近视、远视和散光都属于离焦。

在欠矫正的近视眼中，尽管中心的图像落在后极部视网膜的前面，但有很多图像落在周边视网膜的后面。而人体非常神奇，它为了让视网膜看清楚，会触发某种机制使眼球壁不断向后生长，使焦点落在视网膜上，因此眼轴不断增长、近视眼度数也随之不断增加。

有一个著名的猴子实验，研究人员给猴子的眼睛戴了一个凹透镜，镜片的中心留一个孔洞，让光线经过镜片时可以在视网膜中央的黄斑区清晰成像，但镜片周边仍具有近视屈光效果。研究结果显示，佩戴这一特殊凹透镜后，猴子很快就出现了近视，因为凹透镜在周边视网膜形成的远视性离焦诱导了近视的形成。

二、离焦框架眼镜原理知多少

当佩戴传统的普通单光眼镜时，由于眼球形态的关系，光线通过镜片后可以在中心视力处清晰地成像在视网膜上，虽然看得很清楚，但通过镜片的周边看物体时成像在视网膜的后面，也就是周边视网膜成像呈远视性离焦，这时还是会产生反馈信号，引起眼轴的进一步增长。也就是说，普通单光眼镜只是起了"让孩子看清楚"的作用，但近视度数仍在不断加深。

所以，最理想的眼镜应该是不仅能够让人看得清，而且可以消除促使眼轴变长的刺激信号，甚至可以使物象落在视网膜前。

这个时候，离焦眼镜就应运而生了。周边离焦眼镜是利用中心及周边近视化离焦原理来进行设计的。目前市场上主流的离焦框架眼镜有以下几种。

一种离焦框架眼镜采用非对称式设计，佩戴这种框架眼镜后，物像除了落在中心视网膜上，还会使周边在视网膜前成像，也就是给眼球发出一个"停止"延长的信号。这是目前被临床证实的可以有效控制近视加深的手段之一。

另一种框架眼镜是在镜片光学中心周围设计多个微型透镜,像蜂窝一样,每个小透镜都可以形成近视离焦。这个设计让镜片不再受眼球旋转的影响,也就是无论眼球怎么旋转,眼睛都在近视性离焦的范围内,因此被认为对近视进展的控制效果更好。

最近还出现了一款利用微柱镜技术的框架眼镜,镜片上的环带微柱镜以一圈一圈的同心圆分布,可以为整个视野提供动态光信号刺激,在周边视网膜引入高阶像差,从而有效控制近视的进展。

在香港理工大学杜嗣河教授的临床研究中,一些小朋友佩戴普通单光眼镜,另一些小朋友佩戴多区正向光学离焦眼镜,2 年后佩戴离焦眼镜对近视控制的有效率可以达到 61％。于是他让佩戴普通眼镜的小朋友换成离焦眼镜,又随访了 1 年,发现近视度数和眼轴的增加都相比之前戴普通眼镜要慢。说明离焦眼镜对近视发展确实有一定控制作用。

但是近视防控效果的影响因素同时包括遗传因素、用眼习惯、佩的眼镜度数是否合适、镜架的选择、近视的类型等,需要综合考虑和选择。

三、离焦原理的其他应用

除了框架眼镜外,还有一些镜片也是利用离焦原理进行设计的。

例如角膜塑形镜,也就是我们常说的 OK 镜,是通过晚上佩戴镜片来改变中央区角膜的弯曲度,使中央角膜暂时性压平,相当于改变角膜形态,把近视度数塑形在角膜上,这样白天摘掉镜片后,中央区的光线聚焦在黄斑上,裸眼视力达到 1.0,而周边的光线则聚焦在视网膜前,从而达到延缓近视进展的效果。

虽然角膜塑形镜对于延缓近视的进展确实有效,但也有它的局限性,比如价格昂贵、早晚需要摘戴、卫生要求严格、需要定期复查、有度数限制、有角膜损伤风险等。

多焦点角膜接触镜是一种白天戴的隐形眼镜,它的设计像周边离焦框架眼镜一样,中间是正常的近视度数,周边是离焦环,相当于直接把镜片戴在了眼睛上。多焦点角膜接触镜有软镜和硬镜两种,临床上认为有一定的控制近视效果,研究也在持续进行中。它们与角膜塑形镜的不同在于:首先,角膜塑形镜是通过使角膜组织重新分布来改变角膜形态,而软性周边离焦接触镜是直接通过镜片发挥作用;其次,因为是镜片直接作用,对年龄和近视度数的限制比角膜塑形镜少;第三,软性周边离焦接触镜需要白天佩戴,而角膜塑形镜则是夜间佩戴。

根据离焦原理设计的眼镜各式各样,也在不断推陈出新,家长们要根据孩子眼睛的情况来进行选择。

随着科技的不断发展,很多研究机构和生产厂家都在积极研发佩戴舒适度高、缓解近视进展效果更好的产品,也给消费者带来了越来越多的选择。但是切勿把控制近视寄托在产品上,近视形成的主要原因是环境因素,包括持续用眼的时间、用眼距离、饮食习惯、户外活动等,做好近视防控还需要从多个方面加以重视。

● 总结

从古到今,离焦理论在不断发展演化,大量的研究证实离焦与近视的发生和进展密切相关。目前已经有很多用于近视防控的产品是根据离焦原理设计的,包括离焦框架眼镜、角膜塑形镜、软性或硬性多焦点角膜接触镜等,也有一定的近视控制效果,但具体产品的选择要根据个人情况来决定。

第四节 角膜塑形镜:戴过夜的"隐形眼镜"

Q ● 角膜塑形镜可以控制近视吗? 选择配戴角膜塑形镜有什么需要注意的地方吗?

A ● 角膜塑形镜通过改变角膜表面弧度,不仅可以提高裸眼视力,而且可以控制屈光度数、眼轴的增长,控制近视进展。

● 佩戴人群有 3 个特定:"特定年龄""特定时间段"和"特定度数"。

● 佩戴人群需要重视正确洗手、定期复查、定期更换镜片、定期清洁、更换镜盒吸棒。

角膜塑形镜,英文叫 Orthokeratology,简写为"Ortho-K",以前后两个开头字母简称为"OK 镜"。在过去的十几年里,它已经成为控制儿童近视的流行方式。除了提高白天的裸眼视力外,角膜塑形镜还可以控制近视的进展。

一、别看小小一片,却是近视防控利器

角膜塑形镜是一种特殊设计的硬性透气性角膜接触镜,通常在晚上佩戴、早上摘除,过夜佩戴以改变角膜表面弧度,达到矫正屈光不正、提高裸眼视力的效果。

要说角膜塑形镜的发明,还真有些偶然。

1956 年,美国医生 Robert Morrison 使用比角膜弧度更平的硬性角膜接触镜,发现其可提高摘镜后的裸眼视力,这就是角膜塑形镜最早的雏形。当时的镜片材料为聚甲基丙烯酸甲酯(PMMA),也就是我们俗称的"有机玻璃""亚克力材料",家具、生活用品、装饰中处处可见,但是它透气性较差,长时间佩戴不利于角膜健康,所以当时并未广泛使用。

此时的角膜塑形镜还是二弧面设计,塑形效果没那么好,医生往往需要分阶段使用好几片塑形片和维持片,像正畸一样不断调整塑形效果。在随后的几十年里,相继出现了三弧面、四弧面设计,并于 20 世纪 90 年代末期传入中国。经过多次迭代,随着角膜塑形镜弧度设计的不断改进、高科技镜片材料的更新、医学技术的成熟与普及、使用者教育水平和依从性的提升,使用角膜塑形镜已经能达到又精准又安全的程度。

角膜塑形镜片的内表面并不是一个球形,而是由很多不同弯度的弧段圆滑地拼接起来的。目前市面上有十几种镜片品牌,虽然其对应的弧段设计理念均有差异,但从总体设计看,基本上分为视觉重塑治疗(vision shaping treatment,VST)设计和角膜屈光矫治(corneal refractive therapy,CRT)两种。

VST 是美国 Boston 公司的设计专利,大部分角膜塑形镜品牌采用的都是VST 设计。我们主要来说一说 VST 的设计。它共有 4 个弧段,中间的区域是基弧区(BC),是压平角膜的直接作用区,在其周边还有反转弧、定位弧、周弧来辅助压平和定位。

基弧区大约在角膜中央 6 mm 区域内,是角膜被压平塑形的区域,眼睛也

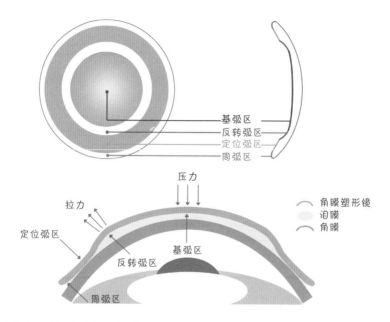

基弧区
反转弧区
定位弧区
周弧区

压力
拉力
定位弧区
反转弧区
基弧区
周弧区

角膜塑形镜
泪膜
角膜

是通过这个区域看清外界物体的。基弧区的参数需根据近视度数、散光量来确定,验配医师会根据检查结果综合判断给出压平量的数据,确保视觉清晰及角膜健康。

反转弧区,它的主要作用为容纳基弧区被压平的角膜组织,通过泪液的产生对角膜组织产生外拉的作用。该弧段的宽窄与高低也会影响白天的视力、镜片的定位以及镜片与角膜的接触程度。

定位弧区,顾名思义,这个区域主要负责镜片在角膜上的稳定性。验配医师在设计定位弧区的参数时,通常都需要先检查角膜形状的变化。

周边弧区,它有利于镜片下的泪液交换,提高戴镜的安全性。

角膜塑形镜可不只是"压"力,它还有"拉"力。

过夜佩戴角膜塑形镜的作用主要来源于眼睑压力和泪液挤压力。眼睑压力为闭眼的时候,眼睑对镜片产生的正向向下的压力;而泪液挤压力存在于镜片和角膜间的泪液层中,是维持镜片作用的主要力量和最大作用力。它的大小取决于角膜的陡峭因子 e 值,验配前一般由角膜地形图检查得知,可以简单理解为最小泪液层厚度。如果佩戴时顶点没有间隙,也就是镜片和中央光学区紧紧贴合,那就不存在泪液流体力学导致的"吸引角膜向上"的泪液挤压力。所以,一般我们会使得镜片与角膜顶点保持 10~15 微米的间隙,在保证安全性的

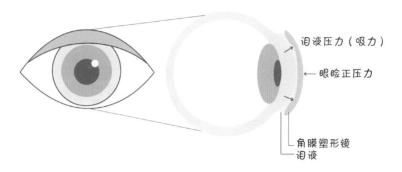

泪液压力（吸力）

眼睑正压力

角膜塑形镜
泪液

同时也保证了塑形效果。

家长经常会问这个问题，市面上的产品眼花缭乱，我该选择哪一种？

大部分角膜塑形镜使用的是硬性高透氧性（Dk）材料，主要有 Boston 和 Paragon 两种。不同品牌和厂家的原材料及透氧系数相差不大，更多是细微设计的不同，具体要看试戴者的参数，根据主诊医生的判断来选择。

角膜塑形镜的验配需要试戴评估。试戴前需要完成一套完整的筛查，包括屈光度、眼压、眼轴测量、角膜地形图检查、裂隙灯检查等。若筛查通过，验配医生会根据配戴者的角膜形态及其他参数进行试戴、评估，和家长、孩子沟通好再定片。

二、角膜塑形镜效果那么好，也不是你想戴就能戴的

无论是从文献报道，还是临床实践来看，角膜塑形镜和阿托品对控制近视的效果是最好也是最强的，两者联用时常常能达到 1＋1＞2 的效果。

使用角膜塑形镜一年后，与普通框架镜相比，无论是眼轴还是屈光度，都能控制在比较好的范围，每年屈光度进展基本可控制在 50 度之内，眼轴增长 0.15 mm 左右。有文献指出，角膜塑形镜对低中度近视的效果要好于高度近视，且对近视进展快的小朋友效果更好。也就是说，刚发现近视的时候就给小朋友戴上，是最具有防控作用的。

那角膜塑形镜效果那么好，是每个人都能戴的吗？

不是这样的。佩戴角膜塑形镜有三个特定："特定年龄""特定时间段"和"特定度数"。

特定年龄，指的是孩子需要年满 8 岁。角膜塑形镜这种需要精细护理的产品，对孩子和家长的配合程度要求较高。如果因为一些特殊戴镜需求确实需要

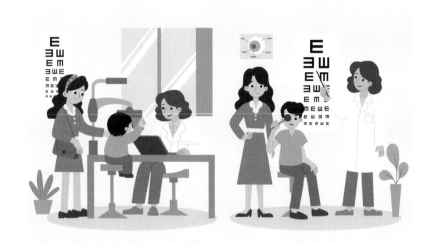

使用,必须由经验丰富的医生酌情考虑,和孩子的父母充分沟通、慎重使用,并且加强对眼部安全的监控。

特定时间段,指的是角膜塑形镜需要过夜佩戴,且需要戴满一定的时间。一般建议戴满 8～9 小时,不建议小于 6 小时,也不建议超过 10 小时,为了达到控制近视的需求,每周至少佩戴 6 天。戴太久了,泪液中的蛋白质更容易沉淀在镜片上,不利于角膜健康;戴太短了又达不到一整天的塑形效果,很有可能到下午就模模糊糊看不清了。如果因为学习或工作原因,睡眠时间实在不能满足要求,可以睡前早点洗漱,在洗脸、清洗双手之后戴上镜片,适当延长塑形时间。

特定度数,指的则是近视度数需要在 600 度之内且散光低于 150 度。角膜塑形镜需要对角膜塑形到一定程度才能"抵消"原有的度数。低于 400 度的近视是比较理想的矫正范围,对于大于 600 度的近视,白天视力可能会出现波动或欠佳,还需要联合使用框架眼镜来矫正至最佳视力。同时,角膜散光最好也要低于 150 度。高度散光的角膜像坑坑洼洼的山头,容易造成镜片偏位,也就是我们常说的"压偏了"。普通球面设计的角膜塑形镜可能不太适用,在白天容易眩光、看东西不清楚,视觉质量也不好。为了保证角膜塑形镜的位置居中,我们通常会定制环曲面设计的角膜塑形镜,使其与有较大散光的角膜更加贴合。

此外,角膜塑形镜是需要直接接触眼睛表面的,因此一定要考虑眼部状况。

比如当孩子眼红、眼痒，在活动性感染期间，就不适合戴角膜塑形镜。如果角膜太平或太陡，也需要根据角膜地形图来判定是否适合佩戴。

三、给孩子戴角膜塑形镜不容易

重中之重：4个重要绝对不能忘。

安全是头等大事，要保证角膜塑形镜使用的安全性，爸爸妈妈一定要重视以下四点。

1. 正确地洗手：唱两遍生日快乐歌吧

重要的事情说三遍，一定要洗手，一定要洗手，一定要洗手！

我们都不希望戴一晚上的镜片成为细菌繁殖的温床，做好手卫生一定是安全使用角膜塑形镜的前提。

（1）选择清洁、干燥、明亮的环境。避免在卫生间、厨房等杂乱环境场所操作，操作台要干净整洁。

（2）剪短指甲，使用消毒洗手液，且洗手方法要正确、时间要足够长。建议使用"七步洗手法"，简单的口诀是"内外夹弓大立腕"，也就是洗手掌、洗手背侧指缝、洗手掌侧指缝、洗指背、洗拇指、洗指尖、洗手腕。

特别容易被忽视的还有洗手时间。洗手至少要 20 秒，最好在 30 秒以上——我们可以一边洗手一边在心中默唱生日快乐歌，快乐地唱两遍，手也就洗好了。

（3）洗好手不要再接触别的地方。洗好双手之后就不要再摸门把手、拖动椅子了，多一个操作就多一份接触细菌的机会。

（4）晚上戴前要洗手，早上摘前也要洗手。

（5）使用规范的护理液（按照说明书）、无菌水、生理盐水或深度清洁液清理镜片，避免使用自来水，以免造成棘阿米巴原虫感染。

2. 1周、1月、3月……定期复查很重要

对于初次验配的小朋友，我会建议不管是否有不舒服，都要在验配后定期复查，如第 1 周、第 1 个月、第 3 个月，以及以后每 2～3 个月定期复查，有时配后第 1 天和第 2 周也需要来看一看。一方面是根据角膜地形图、裸眼视力和眼表情况来评估镜片的适配度，另一方面也是降低出现并发症的风险，保护眼睛健康。

3. 定期更换角膜塑形镜：可不是新三年、旧三年、缝缝补补又三年

角膜塑形镜的使用寿命有多长？我们多久要来更换一次角膜塑形镜？这是门诊上许多家长的疑惑。

"是不是拆封开始佩戴之后，只要在角膜塑形镜的有效期内，就可以不换了呢？"

首先，我们要知道角膜塑形镜需要定期更换，不可以一直戴下去。

其次，有效期≠更换周期。国家药品监督管理局在《角膜塑形用硬性透气接触镜说明书编写指导原则（2020年修订版）》中就已经明确规定，镜片的内包装上必须注明使用有效期，镜片的实际使用寿命则遵照眼科医生建议，定期更换镜片。通常情况下，角膜塑形镜的更换周期会短于有效期。如果出现度数变化、裸眼视力不佳，或者镜片本身原因，都是需要及时检查、及时更换的。

长时间使用后，角膜塑形镜可能会发生镜片变形、表面划痕和过量沉淀物。这是高倍镜下镜片佩戴后产生的划痕和产生的蛋白沉积的图片，可以看到经过1年的清洗，镜片会有不同程度的划痕，而蛋白沉积也容易嵌到划痕中，不容易清洗。长时间佩戴会影响镜片的透氧性，从而影响角膜的健康。所以，临床上一般推荐1～1.5年更换一次，并结合孩子的裸眼视力、眼轴变化以及镜片状态及时调整。

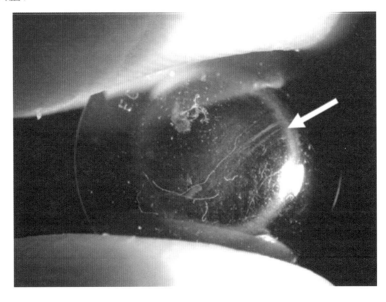

4. 定期清洁，更换镜盒和吸棒

常用的镜盒有"眼睛"造型的双联镜盒和圆柱形镜盒。双联盒可用于镜片的日常保存、干燥保存和护理液浸泡；圆柱形镜盒则更常用于镜片的携带和存放。

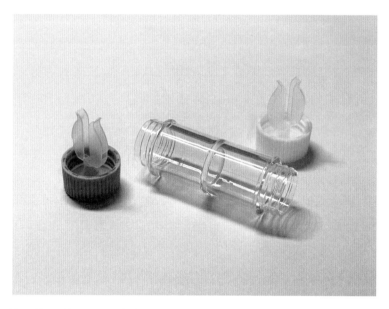

虽然吸棒和镜盒不会直接接触我们的眼睛，但也是不能忽视的环节。研究显示，镜片护理系统的微生物载量（多以细菌为主）和接触镜相关的角膜炎症密

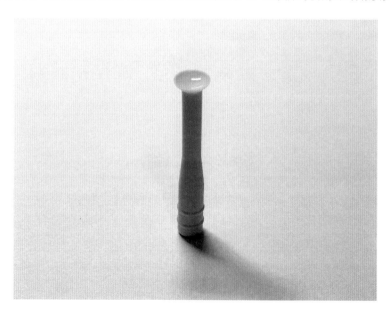

切相关。其中,镜盒是最常被污染的部位,污染率超过 50%(46%~81%),大多数受污染的镜片盒被发现含有多种细菌。除了细菌污染外,长期使用的吸棒老化、变形,会导致吸力不够,取镜困难。因此,吸棒、镜盒要加强清洁,定期更换。

总结

(1) 角膜塑形镜通过改变角膜表面弧度,不仅可以提高裸眼视力,而且可以控制屈光度数、眼轴的增长,控制近视进展。

(2) 佩戴人群有 3 个特定:"特定年龄"(孩子需要年满 8 岁),"特定时间段"(需要过夜佩戴且戴满一定的时间)和"特定度数"(近视度数<600度且散光度数<150度,超过则需要特殊定制)。

(3) 佩戴角膜塑形镜需要家长细心、耐心,监督孩子使用。

(4) 佩戴角膜塑形镜的 4 个重要不能忘。

①正确洗手:做好手卫生一定是安全使用角膜塑形镜的前提;②定期复查:至少需要在配后第 1 周、第 1 个月、第 3 个月,以及以后每 2~3 个月定期复查;③定期更换角膜塑形镜:由于孩子屈光状态的改变和镜片本身的磨损,镜片每 1~1.5 年需要更换;④定期清洁、更换镜盒吸棒:减少污染,避免吸棒吸力不足造成取镜困难。

第五节　作业越来越多了,该买护眼灯吗

 ·如何选购护眼灯?

 ·选购护眼灯时,频闪、照度、有无蓝光、显色指数和色温等都是需要严格把控的重要参数。

市面上经常可以见到各种各样的护眼灯，"无可视频闪""暖光""无蓝光危害"等字眼频频出现。关于护眼灯的作用，出现了两个极端的观点，一些厂商会夸大护眼灯的功效，宣传只要使用其护眼灯，就能有效防控近视。而也有一些人认为护眼灯都是智商税，称"有时间和精力给孩子挑护眼灯，还不如带孩子去户外活动"。因此，经常有朋友问我，护眼灯到底有没有用？如何正确选购护眼灯呢？

一、护眼灯真的护眼吗？

其实，对于护眼灯的效果，我们应该理性看待。

我国中小学生有大量的白天在校及夜晚用眼需求，同时眼睛处于快速发育的年龄阶段。一个良好的照明环境是非常重要的，选择合适的台灯可以为孩子提供一个相对较好的用眼环境，在一定程度上减少视疲劳，起到保护眼睛的作用。

那么，究竟有没有能够预防近视的护眼灯呢？事实上，目前并没有临床数据表明护眼灯能起到防控近视的作用。其实，任何人造的光源都比不上自然光，因为自然光各色光强度分布均匀。如果胡乱购买护眼光的话，护眼不成，反而可能成为"害眼灯"。

二、护眼灯选用有妙招

购买护眼灯时，我们会看见各种各样的参数，比如闪烁频率、照度、色温等，令人眼花缭乱。要想选择一款相对安全、"护眼"的台灯，每一项参数都很重要。

（1）关于灯光的稳定性：推荐选择无频闪或高频闪光源。绝大多数的人工光源发出的灯光并不太稳定，如果频率较慢，瞳孔会反复收缩放大，增加眼睛负担；而提高灯光频闪速度后，眼睛的舒适度会更高。

（2）关于灯光的亮度和均匀度：按照目前国家标准，AA级的灯在照度和光照均匀度上都是最好的选择。照度低则光线昏暗，容易导致视疲劳；反之，照度过高，瞳孔持续性缩小，同样容易导致视疲劳。目前，推荐的灯光照度为500～750勒克斯。此外，光照的均匀度也需要注意，如果有的地方亮，有的地方暗，也会造成调节疲劳。

（3）蓝光危害也是家长们需要关注的，应该尽量选择无蓝光危害的护眼灯。研究表明，高强度的蓝光照射可以引起视网膜损伤，其中波长400～480纳米之间的短波蓝光危害最大,因此在购买护眼灯时应尽量挑选无蓝光危害的 RG0 级护眼灯。

(4) 另外,家长们还需要关注护眼灯的显色指数。显色指数越高,光越能正确表现出物体的原本颜色,显色指数最大为 100,因此推荐挑选的护眼灯显色指数(Ra)应达到 90 以上。

(5) 灯光的颜色也需要进行适当的挑选,推荐选择 4 000 K 左右的色温。灯光的颜色可以量化为色温,色温低的灯光偏暖偏黄,看着比较舒适,不容易疲劳,但容易催眠;而色温高的灯光偏冷偏蓝,比较提神却容易出现视疲劳。因此需要选择一个合适平衡的色温。一般来说,色温 4 000 K 左右的灯柔和中带点黄,比较适合阅读。

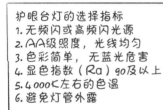

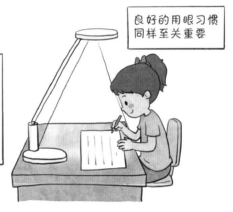

右利手的孩子建议从左侧照明,这样写字时不会因为手的遮挡而在纸上形成阴影。另外,桌面也要选择不容易产生反光眩光的材质。读写时照明应保持均匀,书房的大灯要和护眼灯同时打开,尽量提高视觉舒适度。

三、房间主灯也是健康光环境的一部分

前面已经提到,除了护眼灯外,室内灯光的选择也非常重要。

在家里装修选择灯光时,我们首先需要保证光源稳定,尽量选择能够均匀照亮整个空间的灯具。避免明暗频繁交替或者色彩繁杂的情况。一味地追求装修的精致,而整体灯光设计得很昏暗,长时间处在这种灯光环境之下,除了会危害视力之外,还会干扰大脑的中枢神经功能,出现头晕等症状,这一点对婴幼儿

与青少年可能会更明显。其次，要避免直接看到裸露的灯管。儿童、青少年在写作业时，如果直接看到裸露的灯管，而不是通过格栅等反射后呈现的均匀的照明光线，容易引起眩光失能，影响视觉舒适度，久而久也会对视力健康造成伤害。

> **◎ 总结**　　　　　　　　　　　　　　　　　　　　　　　>>>>>
>
> 对于需要看书写字的孩子来说，护眼灯的选择非常重要，需要家长们评估频闪、照度、有无蓝光、显色指数和色温等许多参数，精心挑选，才能够在一定程度上保护孩子的视力。另外，室内灯光的选择也应该尽量稳定而均匀，避免直射。

第六节　补光？哺光？

Q · 哺光仪能够控制近视吗？

A · 目前确实有研究表明哺光仪能够有效控制近视进展，但是其长期有效性、安全性等仍有待进一步研究。

光孕育着眼睛的生长，而我们又通过眼睛看见世界，光与眼睛之间有着密不可分的联系。近年来，起源于弱视治疗仪器的哺光仪也渐渐加入了近视防控的队伍中。哺光仪是什么，它到底能否控制近视，安全性又如何呢？

一、"哺"和"补"的一字之差

哺光仪，补光仪，这两个名字很容易被混淆。从字面上理解，"补"是把残破的东西加上材料后修理完整，有补充的含义，而"哺"的意思是给幼儿喂食，蕴含滋养之意味。商家给仪器取名为哺光仪，有机器补充的光线对眼睛滋养的意味。而国内的哺光仪为眼睛"滋补"的主要是 650 纳米左右波长的红光，是一种安全的半导体激光,也是自然日光的成分之一。

严格意义上说,哺光仪并不是一项新发明,而是对既往仪器应用范围的一个新发现。哺光仪来源于弱视治疗的红光治疗仪。红光可刺激黄斑中心凹处的锥体细胞发育,由于黄斑中心凹的视锥细胞对红光敏感,而周边的视杆细胞对红光则不敏感,因此,这种刺激可以迫使黄斑中心凹进行注视,从而抑制旁中心注视点,提高视力。

在使用这种红光仪治疗孩子弱视的过程中,发现一些孩子的近视度数没有增加,或增加得缓慢。因为临床上的这一意外发现,这个曾经用于治疗远视和弱视的红光仪,经过一些改良设计后摇身一变,成为控制近视用的哺光仪。那么,红光仪到哺光仪这一华丽转身的背后,是有理论依据,还是一种偶然现象呢?

二、哺光仪是否能有效防控近视?

目前哺光仪推荐的使用方法是每天使用 2 次,每次 3 分钟,两次需要间隔 4 小时以上。因此,我听到很多家长表达了疑惑,每天短短 6 分钟就能够控制近视了吗?

临床研究表明,哺光仪确实有一定近视控制的作用。在使用哺光仪 6 个月到 1 年后,患者的近视度数以及眼轴增长都得到了有效控制。对于 3～8 岁年龄段的近视儿童,治疗 6 个月后的眼轴和屈光度比未使用哺光仪治疗的近视儿童增长幅度要小。但是,目前哺光仪相关的研究还不足以验证其长期有效性和安全性。因此,对于近视控制效果能否维持、是否会反弹等问题,仍然需要时间的验证。

三、红光与近视

那么,哺光仪对近视的控制效果,是因为红光可以抑制近视吗?

在一项研究中,研究者分别使用白光、蓝光、绿光、红光、蓝光＋绿光、蓝光＋红光、绿光＋红光、蓝光＋绿光＋红光 8 组不同的光对豚鼠照射,实验 12 周后,红光照射组的近视增加幅度最高,蓝光组的增加幅度最低,且红光组在第二周便出现近视化,眼轴的变化与屈光度高度一致。在另一项关于恒河猴的实验中,研究者分别用白光、波长 455nm 的蓝光和 610nm 的红光进行为期 16 周的实验。研究结果表明在第 16 周时,红光组相比白光组近视度数平均增加 100 多度,而蓝光组与白光组没有明显的差异。这说明不同波长的光照射对于近视的控制结果目前尚无定论。

哺光仪的近视控制效果很可能与多巴胺的分泌调控密切相关。有可能的假说是,哺光仪通过 650nm 安全红光来模拟太阳光有益光谱成分,照射后改善视网膜血液循环,促进多巴胺的分泌,使得近视患者原本变薄的脉络膜厚度趋向正常,控制近视进展。

总之,既往动物实验的结果及假说都还需要进一步的临床实验验证,以确认哺光仪对近视控制的有效性。

四、哺光仪安全吗?

目前对于哺光仪的安全性,还缺少长期的研究证据。甚至有文献报道,在哺光仪早期使用过程中出现了视网膜损伤,但是经过及时停止后影响不大。因此,如果家长们选择使用哺光仪来控制孩子的近视,还是要听从专业人员的建议,密切观察随访。

在决定使用哺光仪之前,孩子有必要且必须进行全面的眼部健康检查,并排除潜在的部分禁忌证。哺光仪没有绝对的禁忌证,但是如果有以下情况,是不建议使用哺光仪的:各种眼底病、高眼压、视锥细胞/视杆细胞功能不良、光过敏、抽动症、癫痫等。并且,在哺光仪治疗过程中还需要定时进行随访,以及时调整甚至终止哺光仪的使用。

哺光仪的功率也与其安全性息息相关。美国食品药品监督管理局将激光设备分为 6 个等级。目前市面上售卖的各类哺光仪中,有些使用Ⅱ类激光,也有一些使用Ⅰ类激光。关于激光的要求,国家层面已经颁布了更加细化的指导意见。

分级	危害
1	没有危害
1M	正常使用没有危害,但使用放大镜、望远镜等光学设备增加危险
2	安全使用,但不能故意注视激光光束

分级	危害
2M	安全使用,但使用放大镜、望远镜等光学设备增加危险
3R	直视光束有危害
3B	直接光束有危害
4	直接光束和放射光都有危害

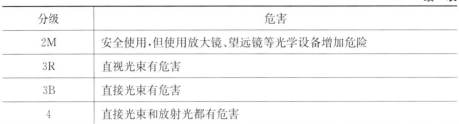

总结

　　目前的研究证明,在短期内,低强度激光治疗有助于控制近视;但是,使用哺光仪时,具体的功率、波长、照射时间等需要听从眼科医生的意见,其有效性和安全性参数还在探索阶段。在使用前,必须进行全面的眼部健康检查,排除部分禁忌证。长期使用哺光仪的受益及风险,都还需要进一步的研究验证。我们应当保持开放的立场、严谨的态度,不盲从也不拘泥。

第七节　好成绩和好视力,怎么做到我都要

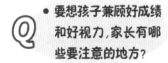

Q ● 要想孩子兼顾好成绩和好视力,家长有哪些要注意的地方?

A
● 放平心态,不要过分焦虑,在多表扬孩子的同时家长也要学会情绪管理。
● 尊重孩子喜爱做的事情,热爱是自律的土壤,也是内心最重要的原动力。
● 帮助孩子养成做事高效、又快又好的理念和习惯。
● 增加户外时间,让孩子甚至全家一起跑起来、跳起来。

我最近到上海的一所中学进行近视科普宣教，校长告诉我，现在的高三在读学生中不戴眼镜的寥寥无几，近视率高达 93%。朋友们都和我说，做学霸难，不近视难，做不近视的学霸更是难上加难。

《综合防控儿童青少年近视实施方案》提到，到 2023 年力争实现全国儿童、青少年近视率在 2018 年的基础上降低 0.5 个百分点以上，近视高发省份每年降低 1 个百分点以上。"全社会都要行动起来，共同呵护好孩子的眼睛，让他们拥有一个光明的未来。"

近视的高发，和我们的学习压力、校园氛围也有一定关系。2010 年，我带领团队在上海市崇明区做儿童近视普查，发现崇明孩子的近视率比同等年级的市区低 10%。下到学校现场，我们发现，崇明学校的学生一到课间几乎都在外面，很少待在教室里。学校面积大，绿化环境好，孩子 35～40 分钟的课程结束后跑跑闹闹，享受阳光，放松眼睛，避免了长时间的近距离用眼，近视率自然就低。

一、对好成绩的焦虑：望子成龙可以，但是不要操之过急

现在各种育儿图书、新媒体都在强调早期教育，强调各年龄段的评估，在吸收科学、客观的教育养分之余，家长更要根据孩子的个人差异因材施教，不要心急。

我的孩子不是他

所有孩子都有一个公敌，就是"别人家的孩子"。这是一种孩子无论如何都超不过的生物，他们无所不能。

尽管知道不好，但是当了父母，好多家长都忍不住对孩子说这样的话。"你看你们班的×××，成绩稳定在前三，就没有掉下去过""你看×××，不用妈妈催，自己就每天自觉练习书法"……每次的比较，都会让孩子陷入深深的焦虑。

我们认为的"激将法""激励法"不仅没有见效，反而让孩子有了"夸别人好就是在说自己不好"的不舒服感和"贬低别人"的逆反情绪。抱着这种心态，见贤思齐、学习他人优点是很难的。

每次想比较的时候，我们一定要提醒自己，我的孩子不是他。

其实好孩子都是夸出来的,每个孩子都有他特别的地方,家长们要有一双善于发现闪光点的眼睛。就像《庆余年》里的范家二公子范思辙,一直被大家认为是"地主家的傻儿子",只知道吃喝玩乐,但是他在做生意方面有极高的天赋。所以我们要有一双慧眼,发现孩子的闪光点,哪怕再细小,都要去夸奖他,而且千万不要吝啬夸奖的力度。比如小朋友分享幼儿园发生的故事,家长也要饶有兴致地和小朋友边听边讲,同时将好的习惯、爱护眼睛的知识不知不觉地告诉他,通过表扬的方法让孩子牢牢记在心里。

热爱是自律的土壤

我常常和儿子说:"选择做什么是你的自由,一定要选自己喜欢的事情做,选了就要珍惜,就要坚持。"不论是选择还是珍惜,心中的热爱是最重要的原动力。

小时候,为了让他身体好,动静相宜,我自说自话给他挑了乒乓、书法、跆拳道这几个业余爱好,找好老师,带他去体验。我希望他选书法,因此暗暗地下了不少功夫。他一在家,我就假模假样地开始写毛笔字,偶尔邀请他看书法字帖,发出对各种字体的赞叹,"中国古代的文字实在是太美了""书画同源啊,书法就是艺术瑰宝""我爷爷说,写字就是一个人的颜面,字写得好看比长得好看重要多了"。结果这孩子左耳朵进右耳朵出,一点兴趣都没有,根本不理会我的这种惺惺作态,反而显得我有点自作多情了。所以,妈妈只能放弃"忽悠",尊重他的想法,默默忍受着他写得不太好看的字。但是,他和钢琴结缘于艺术幼儿园,中班的时候自己提出要学钢琴。我当时就惊呆了,加入琴童队伍,以后变成"小四眼",这可是我不愿意看到的。于是,我苦口婆心地和他沟通。

"你真的要弹钢琴吗?"

"嗯!"

"你确定你喜欢弹钢琴,对吗? 一旦选择好,咱们说好是不能轻易放弃的,以后弹得好听,本领是你自己的,练琴苦也是你自己选的哦。"

"嗯!"

这样谈了好几次话,还让他等了一个学期,他完全确定钢琴是他自己喜欢的,才开始给他买钢琴、找老师。此后十几年的岁月里,他偶尔也流露出畏难情绪,但是只要稍微加以鼓励,他就能很快调整好状态。在小学四年级考过十级后,他依然坚持每天弹琴,哪怕是高三学业最紧张的时候,他都会挤出一点点时间,每周至少三次,摸摸他心爱的琴键。他觉得学习累的时候,弹会儿钢琴是很好的放松。钢琴于他而言,已经变成一个相伴终身的音乐习惯。好多朋友都来问我,怎么我们每次让孩子弹琴就像打架甚至打仗一样,孩子苦,家长也苦。我努力地回想,好像孩子学习钢琴时没有什么特别不愉快的经历,就是每周挤点时间送到老师那里,仅此而已。朋友们都说我太"凡尔赛"了,但是,事实的真相是,在钢琴这件事情上,我确实是一个不明就里的家长。

可见,喜欢是多么重要的一件事情,它会给你最大的内在原动力,会给你自律,会让你坚持,会让你克服困难,战胜自我。

及时发现孩子的"求助信号",做好后盾

我一直觉得,对于还在小学前期的孩子,家长对他们的学习成绩不要过于紧张。

很多家长在孩子小学时甚至学龄前就开始关注学习成绩,成绩下降一点点就紧张得不得了,每天盯紧写作业。我认为,在小学前期,孩子要培养好他们的"软实力",我更希望的是,他能养成良好的学习习惯。我相信每一节课的内容就像一个新朋友,要见预习、上课、复习三次面才能记住它,大部分人是需要不断巩固来构建他们自己的知识体系的。

现在的小学课业中,大部分内容考察的是记忆、理解,考题也偏重复性,有一个知识点没有理解到位,阶段考的成绩就会跌得很厉害。就算是倒数几名也没有关系,重点是我们必须甄别问题出在哪里,是全盘知识都模模糊糊,还是某些关键节点的知识没有理解好。

我们作为家长,是最了解孩子的人,也是他们最好的老师。特别年龄小的孩子自己还不会复盘,更不喜欢抄错题等总结经验,除了补习班"大锅饭"似的全盘梳理外,我们可以做好孩子的后盾,做个性化、针对性的查漏补缺。

儿子小学的时候,我对他放任自流,唯一的要求就是,如果成绩连续三次在班级后三分之一了,要和我报告一下。有一次,他真的来说了,数学成绩连着三次班级倒数。于是,我赶紧做起了"功课",学习他的课本,把课后作业、一课一

练、考试卷子的错题认真翻看总结,最后发现,其实他的问题就是有 3 个知识点没有弄清楚。我给他点对点分析讲解,然后再盯着他改错、巩固、做针对性的训练。结果,第二天测验,儿子考了全班第一,他对我刮目相看。这个方法,既节约了时间,又减少了孩子的用眼,还提高了学习成绩。

二、时间要用在刀刃上,怎么做到又快又好

一直以来,我要求孩子必须养成 3 个习惯:一是阅读的习惯,再忙再累也要保持不断学习,吸收知识,阅读可以很好地让人摒弃浮躁,平心静气;二是运动的习惯,因为身体是革命的本钱;三是时间管理的习惯,这也是我最重视的一点。

好视力和好成绩要兼顾的确不容易,好视力要减少近距离用眼时间,好成绩需要多读书、多练习,用眼时间自然会增加。怎样爱护眼睛是一门学问,怎样在有限的时间里做事情更是一门学问。

我常常说,"时间要用在刀刃上",做作业的目标是做到又快又好。如果做得慢,东摸摸西摸摸,这里要上个厕所,那里要喝口水,还没写一会儿就斜趴在桌子上发呆,可能到最后作业的确写完了,但是时间已经到晚上十一点了,四五个小时的近距离用眼,眼睛能不累吗?等到学业任务更重了,做得更慢,时间更长,如果再没有适当的放松休息,眼睛近视那是迟早的事儿。

要让孩子做好时间管理,就要让他们细化时间的标尺。

小学四年级的时候,我和儿子说,一起玩个游戏吧,题目就叫"5 分钟能做多少事情"。我随手拿起手边的《新概念英语》:"咱们一起比试背短文吧。""5 分钟真的能做到吗?"他怀疑地问我。"尽全力试一试就知道了!"我拍了拍他的头。结果 5 分钟到了,我俩真的分别背完了一篇。

这种小比赛让他明白了多长时间能做多少事情。不要小看任何零散的时间,只要专心、专注,哪怕是 5 分钟也能做很多事情,比如背一篇英文短文。

孩子常常会说"做作业又快又好怎么可能啊",这也有一定道理,俗话说"慢工出细活",做得快了可能就会做得更粗糙。但是,做得快不是做得好的对立面。就像卖油翁"唯手熟耳",通过不断练习和掌握技巧,保持高度的专注、专心,我们的确可以提高自己做事情的效率。

"你记得你小学做计算题的时候吧?"我给他举了个例子,"最开始老师布置100以内的加减法作业,每天都有一张 A4 纸大小的卷子要做。最开始你还不太会的时候,你需要 10 分钟才能做一页,后来你 2 分钟就能做完一页且能做得全对。所以,在熟悉了规律、掌握了技巧后,又快又好是可以做到的。"

他被我说服了:"对哦,你说得有道理。"

哪怕像洗碗这么简单的事,我也会琢磨着怎么样才能又快又干净,像"把碗盘用流水冲干净,避免碗盘重叠后污染干净的底部"这样的细节就是节省时间的小窍门。所以,在督促儿子学习方面,我也是化繁为简,每门功课后面都备注一个时间,规定好睡觉和起床时间,睡前 10 分钟友情提醒,"需要熄灯了",平时基本上不需要"盯梢"。如果能又快又好地做完功课,节省下的时间就由孩子自由支配,他可以在爱护眼睛的前提下做一些自己喜欢的事情。这样下来,孩子高兴,家长轻松。

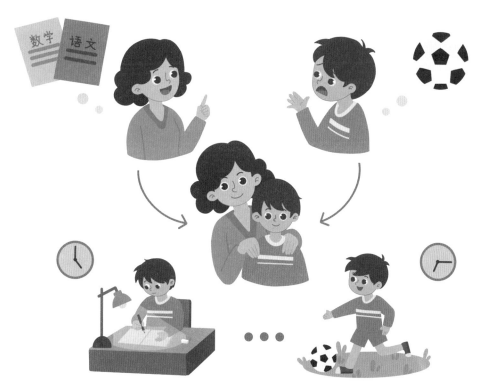

总而言之,孩子要做到又快又好,我们要帮助他们认识时间的标尺和自己

的潜能,意识到高效、专注的时候自己多长时间能做多少事情,并且有意识地养成做事又快又好的习惯,课业时间用得少了,眼睛自然就得到减负,真正做到既要学习好,又要眼睛好。走好"好视力和好成绩"的平衡木,做事又快又好少不了。

三、跑起来,跳起来

正如第四章第九节"'目浴'阳光,不只是沐浴阳光"里提到的,预防近视,保证每天户外活动是最经济有效的方法。

每当我对门诊的家长强调要增加户外活动的时候,家长总是无奈又为难,"他周一到周五回家写完作业基本就要睡觉了,周末又要上网课,没什么时间户外活动";当然,也有的家长因为自己超高度近视,就对孩子的眼睛格外重视,坚持"回家之后坚决不让孩子看课外书,就让他听一听有声读物,我们以爱护眼睛为主"。

学业压力和户外活动,当需要在两者中做一个权重的比较时,家长要根据孩子的情况来决定。如果学业是当下特别重要的,实在无法进行太多户外活动,就做好用眼卫生。20分钟看书、写作业之后适当抬起头看一看远方,20秒钟不太耽误事儿,但也是很有用的眼睛放松方法。

我的一位好朋友,家里自从添了一只新成员——柴犬"豆豆"之后,周末的固定项目就是遛狗。这不仅是亲子互动、人宠互动,也是极具趣味的户外活动。在滨江绿地公园,小柴一溜撒欢儿跑,牵着人在后面追,大人小孩走走停停,偶尔加速跑一跑。豆豆碰到了其他小狗,上去碰碰鼻子又嗅嗅尾巴,两只小狗忙着社交,两家主人也在旁边笑呵呵地交流。天气好的时候,拿起一块四方桌布,再搭个帐篷,准备点鲜花和小零食,吹着江风,和草地、江鸥一起享受春光沐浴,好不惬意!

想让孩子动起来,爸爸妈妈自己也要动起来,创造一个热爱运动的家庭氛围。如果爸爸妈妈自己下了班就躺着,孩子怎么可能爱动呢? 提高学习效率,就减少了近距离用眼的时间,如果还能再加上适量的户外活动,岂不美哉?

总结

（1）在养娃这件事上，爸爸妈妈要放平心态，不要过分焦虑，多表扬孩子，减少与"别人家的孩子"进行横向对比。

（2）孩子在爱护眼睛、自身眼睛底子好、远视储备足的基础上，提高学习效率，做到又快又好，再增加户外活动时间，这就是平衡好视力和好成绩的秘诀。

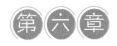

第六章

当近视防控遇上人工智能

最近在门诊中,常常碰到家长拿着好几页检查报告,上面写着"根据检查结果综合分析,您的孩子今后有60%的可能会变成近视眼,请加强防控"之类的字眼,报告上还有花花绿绿的分析曲线图。检查的设备也有一个好听的名字,叫作"近视大师"。

那么,近视真的是可以预测吗?

近年来,随着人工智能的飞速发展,大数据分析的能级越来越高,好多以前我们觉得不可能的事情正逐渐变得可能。而人工智能的介入,使得近视防控领域迎来了前所未有的革命性变化。

大家会看到,学校里的屈光普查不再有纸质报告了,取而代之的是二维码。自助的智能视力检查及验光、步入式眼压测量、云端数据储存,让眼部体验变得简单。家长可以通过手机端阅读小朋友在学校的检查结果。小朋友可以在眼镜架上戴上小小的"云夹",家长可以实时同步地看到用眼的阅读距离,孩子每天在学校上学是否趴得太近了,家长在千里之外也能了如指掌。如果戴上"智能腕表",那么每天户外活动的时间也尽在掌握。

综合利用人工智能,可以加强家长的监护力,使预防措施更加普及;一些大数据分析,使高度近视的预警预测更加精准;元宇宙辅助视觉手段,使看近变成看远,这样孩子的近视真的有可能越来越少。

本章就和大家分享一下当近视防控遇上人工智能,会有什么样的新思路、新手段、新方法。

第一节 医生眼中的人工智能

在眼科门诊的常见话题中,近视的诊断、预测和治疗无疑是讨论的热点。这些问题虽然被反复提及,但每次讨论都有其新意。然而近视的成因复杂,仅依赖几项基本信息的初级人工智能系统尚不能满足更精确的预测需求。眼科医生和计算机科学家正在共同探索,如何根据每个小患者的独特情况提供更精确的健康评估和个性化的预防建议。这时候,人工智能就进入了大家的视线。

那么,什么是人工智能呢?

简单来说,人工智能是一个计算机系统,具有类人学习、理解、推理和执行任务的能力。这些能力涵盖听觉和视觉模拟及思考能力。在医疗领域,人工智能有着非常广泛的应用,从人工智能辅助的药物研发到疾病预防策略的优化,人工智能正在迎来前所未有的发展。

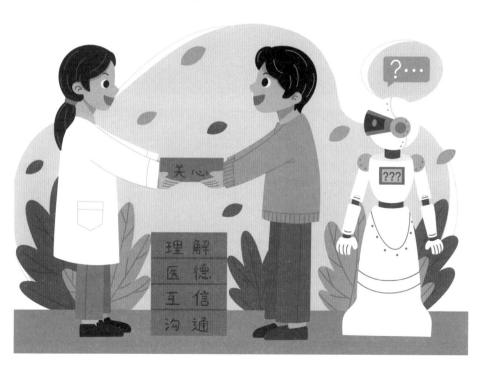

一、人工智能管家,您的私人眼科助理

2023 年 5 月 24 日,美国 iHealthScreen 公司宣布其人工智能眼部筛查系统 iPredict 向美国食品药品监督管理局申请市场准入许可。此外,读者可通过微信搜索一系列小程序体验人工智能筛查。人工智能技术正逐步成为私人眼科医生。

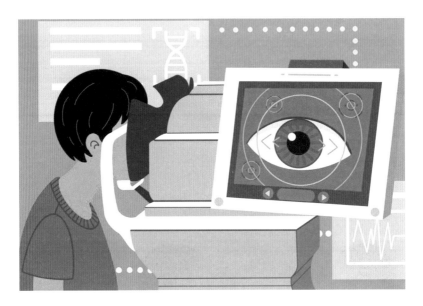

眼科疾病诊断面临眼底病灶微小难辨的挑战,人工智能技术通过深度学习精准分析眼底影像,显著提升诊断速度和准确性。人工智能的广泛应用不仅推动了眼科医学的进步,还提供了高质量、个性化的医疗服务,持续提高眼科诊断智能化水平。想象一位资深人工智能眼科医生,通过自动化数据采集和智能分析,可以高效经济地进行眼病筛查,节约了大量人力和时间成本,从而能够为每位患者制订个性化近视防控策略。

二、人工智能让近视筛查不再是难题

人工智能预测近视遗传风险

人工智能正在改变近视遗传风险的预测方式。在临床中,家长经常询问孩

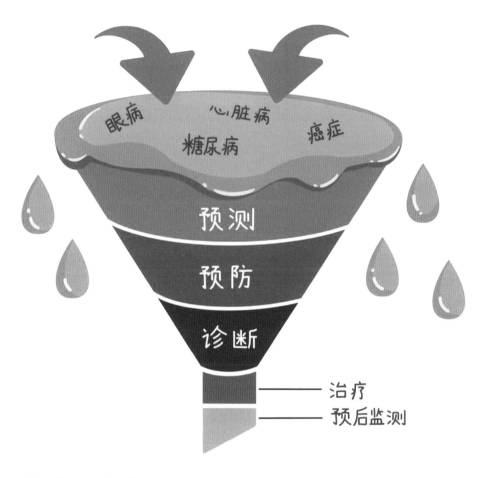

子是否会近视,特别是当父母本身就有近视时。目前,已经识别出 200 多种与近视相关的易感基因,这些基因影响着多巴胺的分泌和眼睛对光线的处理,显示了光照对近视发展的重要作用。基于大数据的青少年近视模型综合考量了多种风险因素,如父母的近视度数、学习时间和生活环境,通过多基因风险评分系统(PRS)来预测高度近视的可能性。

智能化眼科检测:高效全面的近视评估

智能化眼科检测也提供了全面的近视评估。例如,以色列 Visionix 公司开发的自动多功能综合检眼仪可以在两分钟内完成眼部筛查,并生成验光报告。此外,还有如 Jaeb Visual Acuity Screener 软件和 SVone 设备,允许家长和个人在家中使用电脑或智能手机进行近视筛查,这样可以节约非常多的时间。

人工智能助力近视筛查,数字科技守护眼部健康

面对大量学龄儿童和青少年的近视筛查需求,传统方法由于人口规模大、检测工具复杂、成本高昂、筛查流程烦琐,因此遇到了挑战。但人工智能技术,如"明眸校园智慧筛查模式",利用自动化和智能化工具简化了传统筛查流程,提高了筛查效率和质量。这种模式允许学生在 1 分钟内自行完成屈光筛查,无须专业眼科医生在场,减少了对专业人力的依赖,同时确保了筛查的广泛覆盖。

三、眼底一张照,高度近视早知道

人工智能预测近视的发展,提前预防高度近视

在数据驱动的时代,人工智能的应用日益广泛,特别是在预测近视发展方面展现了前所未有的能力。人工智能模型通过分析大量数据,如学龄儿童的球镜度数、年龄及近视进展历史,已发展成为强大的预测工具。例如,随机森林(RF)模型能预测未来 10 年内个人的近视度数变化及患高度近视的风险,其平均绝对误差仅为 20 度,显示出高度的精准性。

此外,人工智能模型还能预测眼轴的长度变化,这是判断近视严重程度的重要指标。通过分析眼球的大小和形态,人工智能能提供关于未来眼轴变化的预测,帮助我们更好地了解和准备应对未来的视力问题。

在更复杂的近视预测方面,单靠分析屈光度和眼轴长度是不够的。为了更精确地预测近视的发展,人工智能训练中也开始利用图像资料,如眼底照相和光学相干断层扫描(OCT)。这些技术不仅可以提供直观的视觉信息,还能通过分析黄斑中心凹结构和脉络膜厚度等特征,精细预测近视的发展。

英国的研究小组利用深度学习算法分析眼底照片,预测屈光度变化,取得了平均绝对误差仅 56 度的成果。国内研究小组亦通过超广角眼底照相成功预测了未来几年的屈光度变化。某些算法模型甚至能将眼底图像自动分类,帮助被检测者根据眼底情况采取适当的预防措施。

这些人工智能模型整合了遗传背景、用眼习惯、详细的病例数据和图像信

息,不断优化算法并变得更加"聪明"。随着这些模型的进一步发展,我们可以期待它们为我们提供更准确、更个性化的健康管理方案,成为预防近视的有力工具,帮助家长和医生更好地管理和预防孩子的近视问题。

人工智能为眼底安全把关

高度近视可能导致严重的眼底病变,其诊断往往依赖于医生的经验。特别是在偏远地区,居民可能因转诊多次而错过治疗最佳时机,增加了时间和成本负担。人工智能的应用已超越人类医生读片的准确度和速度,尤其在识别高度近视所引起的视力威胁性并发症上取得了突破。

人工智能在近视眼底病变的筛查、诊断和评估中扮演着关键角色。随着智能手机和摄像头技术的进步,眼底病筛查已可通过手机应用进行,节省时间和成本。市面上的便携式眼底相机允许用户在无须专业人员帮助的情况下自行操作,不需要散大瞳孔。人工智能的加入提高了诊断速度和准确性,减轻了医生负担,节约了筛查和治疗成本。人工智能不仅可辅助诊断,还帮助制订治疗方案,改善患者预后,能分析治疗前后的眼底变化,为医生提供治疗效果反馈,指导后续治疗计划。

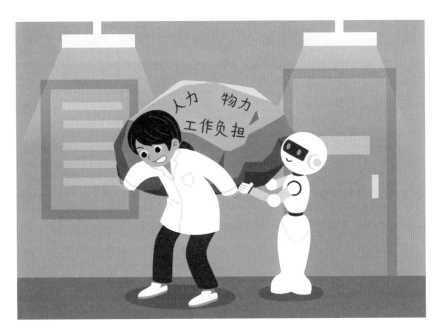

第二节 近视防控手段哪个好,人工智能帮你选

在前文中,我们围绕着如何延缓近视快速增长这个问题列出了一些有依据的措施,从吃什么到戴什么再到用什么,形成了一本"百科全书"。当儿童、青少年被评估为近视或近视发展高风险时,医生应及时给予个性化的防控方案,而家长也应当从"百科全书"中做出最适合孩子的选择。除此之外,现在还可以让人工智能帮忙"对症下药"。

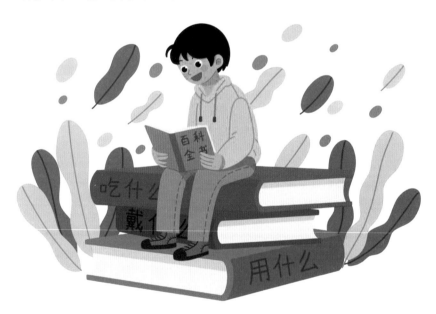

一、人工智能与角膜塑形镜

角膜塑形镜是近视控制的有效手段。在使用前,选镜过程通常复杂且耗时,需要试戴多次以确保镜片的最佳适配,这可能增加角膜受损风险。现有临床研究团队与算法团队合作开发了一个机器学习模型,该模型能精确快速地协助选择合适的角膜塑形镜,有效减少试戴次数,提高医生效率并节省时间。模型还能根据角膜数据和基本临床信息直接定制个性化镜片。此外,该模型应用

人工智能评估治疗效果,并可预测不同条件下的长期效果,帮助医生和家长为孩子选择最佳治疗方案,提升疗效。

二、人工智能与阿托品的使用

阿托品是一种常用于儿童近视控制的药物,其效果已经得到了研究的证实。研究结合人工智能能够预测阿托品使用后的效果及可能引发的风险,并为临床医生提供数据支持,帮助他们做出更明智的决策。

三、人工智能与近视防控的未来畅想

人工智能正在开创近视治疗的新前景,尤其在离焦眼镜设计和健康饮食领域展现出巨大潜力。相信在未来,通过分析大量数据,人工智能可以帮助眼科医生和光学设计师定制更适合近视儿童的个性化眼镜。随着技术进步,未来的离焦眼镜将更智能,例如有着自动调节离焦度,实时监控视力状况,并预警潜在的眼健康问题等可能性。此外,研究显示健康饮食与控制近视进展相关,人工智能通过数据分析优化饮食建议,为个人提供定制化饮食方案,帮助支持儿童的眼部健康。

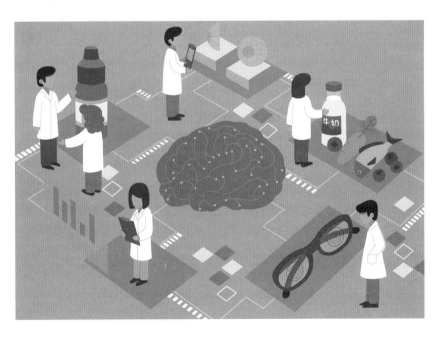

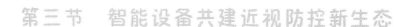

第三节　智能设备共建近视防控新生态

一、数字医疗——家校联动，推进近视防控

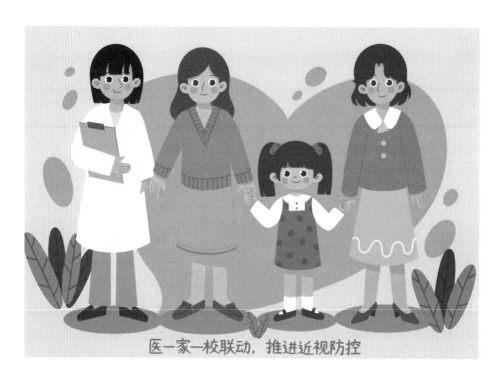

医—家—校联动，推进近视防控

　　孩子在不同成长阶段有不同的近视风险。家长需制订阶段性的近视防控计划，强化家校联动，提升视力保护意识。利用数字医疗的便捷性，广州多所小学通过微信进行家庭健康教育，两年后干预组近视发生率显著降低。教育内容包括限制使用电子屏幕时间、增加户外活动，有效控制了孩子近视的发展。类似研究也显示，早期家庭健康教育极为有效，增加休息和户外时间，以及家长宣教均能降低近视发生率，并控制眼轴增长。这强调了家庭、学校和社会共同努力的重要性。

二、生态瞬时干预——你的近视小管家

智能腕表精确记录户外活动

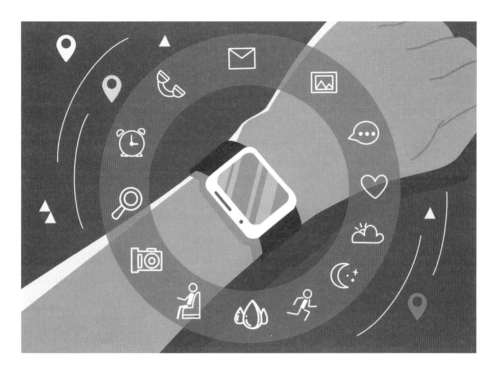

大量研究表明，近视的发生与长时间近距离用眼、缺乏户外活动和不良用眼习惯紧密相关。增加户外活动时间可以显著降低近视发生率，因此监控孩子的户外活动并纠正其用眼习惯对预防近视至关重要。智能腕表作为现代监测工具，在此方面发挥着重要作用，能实时记录户外活动时间，并与其他智能设备联动，促进孩子健康状况的改善。通过这些设备，可以有效管理孩子的活动时间，调整用眼习惯，预防近视。智能腕表还具备监控运动数据、设置活动目标、提醒休息及监测睡眠质量等功能，为孩子们的眼健康提供全方位支持。

智能可穿戴的坐姿矫正设备

说完了在户外怎么活动，便自然需要了解在室内应该怎么"坐"。

在防治近视中，良好的室内坐姿也至关重要。许多孩子一旦无人监督即放松姿态，长时间的不良坐姿不仅影响视力，还可能引发脊柱问题。智能可穿戴设备，如坐姿矫正服装和智能眼镜，可通过先进的传感技术动态监测坐姿，实时提醒用户纠正不良习惯。这些设备内置多种传感器，能够通过光学、压力等感应实时捕捉坐姿数据，并通过蓝牙或 Wi-Fi 传输至云平台进行可视化展示，帮助形成良好坐姿。此外，智能眼镜能通过重力感应芯片感知头部位置，一旦检测到不当姿势，即时发出警报。这些技术不仅提升了坐姿矫正的效率，也帮助家长通过数据可视化了解孩子的日常坐姿习惯，有效预防近视。

元宇宙医疗——人工智能视力表

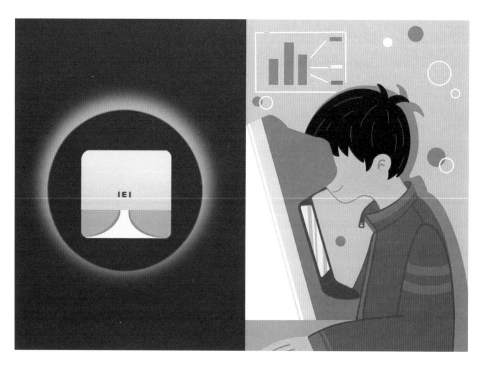

随着技术的发展，传统视力检测方法正在被虚拟现实和人工智能等革命性技术所取代，这些新技术不仅提供了更互动的检测方式，还减少了对传统人力的依赖。虚拟现实技术通过创造三维虚拟世界，允许用户在家中进行视力检测，而智能视力表则整合了身份验证、距离测量、红外验光等多个功能模块，通

过动态符号选取和手势检测模块,实现了自助的裸眼视力检测。这些技术使得视力检测不再受场地限制,检测过程更准确、便捷。此外,这些系统能快速收集和分析数据,所有信息即时上传到云端,使得学校、家长及医生能实时监测孩子的视力和屈光档案,大大简化了视力保护流程,确保每个孩子的视力健康得到持续而精准的关注。

这真是一种革命性的进步,为我们打开了元宇宙辅助视觉健康的大门,让科技和医疗健康的结合更加紧密,也更富有趣味。

移动医疗——把屈光档案放进手机里

移动医疗在防控儿童和青少年近视中扮演了关键角色,尤其是通过屈光发育电子档案的创新。这些数字化平台,结合人工智能算法,不仅深入分析大量数据,还预测近视增长趋势和识别高危群体,有效延缓近视进展。人工智能的介入提高了诊断效率和准确性,使得智能诊断系统能快速识别眼部病变,实时监测,及时预警,及时干预。

屈光发育电子档案的重要性不言而喻,它通过 3 个关键方面显著提升了眼科医疗服务的质量和效率:个性化诊疗——屈光发育电子档案可以提供个体化的眼科诊疗服务;屈光发育监测——青少年的屈光发育过程需要密切监测和干预;科学研究——大规模的屈光发育电子档案数据为眼科研究提供了珍贵的资源。

这些档案可通过手机应用访问,提高患者治疗依从性并减少医院访问需求。这种科技与医疗的融合不仅为孩子们的视力保护提供了坚实的科技支撑,也为眼健康管理开辟了新的路径,使每个孩子都有可能拥有更加明亮的未来。

总结

（1）人工智能辅助手段在近视筛查、临床数据管理、协助预警、预测近视发生发展中具有重要作用。

（2）依靠人工智能腕表或装备对近视防控有一定的指导作用。

（3）AI 还可以帮助我们找出有效的个性化近视防控方案。